JN056438

まえがき

学校は、児童生徒等が集団生活を営む場であり、感染症が発生した場合、大きな影響を及ぼすこととなります。感染症の流行を予防することは、教育の場・集団生活の場として望ましい学校環境を維持するとともに、児童生徒等が健康な状態で教育を受けるために必要です。

新型コロナウイルス感染症が、令和２年１月に国内で初めて感染が確認されて以降、社会のあらゆる場面に大きな影響を与えてきましたが、令和５年５月８日をもって、感染症の予防及び感染症の患者に対する医療に関する法律上の五類感染症へと移行され、またそれに伴い、学校保健安全法施行規則も改正され、第二種の感染症とされました。

学校における感染症対策は、時々の感染状況に応じた対策を講じていくことが重要であり、具体的には、感染状況が落ち着いている平時においても、児童生徒等の健康観察や換気の確保、手洗い等の手指衛生の指導等を行いつつ、地域や学校において感染が流行している場合などには、必要に応じて、活動場面に応じた感染症対策を一時的に検討することなどが考えられます。

これまでの学校における感染症対策は、指導参考資料として、「学校において予防すべき伝染病の解説」（平成11（1999）年、文部省）、「学校において予防すべき感染症の解説」（平成25（2013）年、文部科学省）、「学校において予防すべき感染症の解説〈平成30（2018）年３月発行〉」（平成30（2018）年、公益財団法人日本学校保健会）を発行し、取組の参考にしていただいてきたところです。そして、このたびの学校保健安全法施行規則の一部改正（令和５年５月８日施行）や最新の知見等を踏まえ、本書を改訂しました。

各種感染症に対する学校の衛生管理体制の構築や、医療機関等との連携の強化など、学校における感染症の発生予防とまん延防止を図るに当たり、本書が十分に活用されることを期待しております。

末尾となりましたが、本書の作成にあたってご尽力いただきました関係者の方々に、心から感謝申し上げます。

令和６年３月

公益財団法人日本学校保健会

会長　松 本 吉 郎

目次

Ⅰ. 関係法令の改正等について

Ⅱ. 学校における感染症への対応

III. 感染症各論

IV.　学校において予防すべき感染症のQ＆A

V.　関係法令

Ⅰ　関係法令の改正等について

1．学校保健安全法施行規則の一部改正について

1）改正の趣旨

学校は、児童生徒等が集団生活を営む場であるため、感染症が発生した場合は、感染が拡大しやすく、教育活動にも大きな影響を及ぼすこととなる。そのため、学校保健安全法（昭和33年法律第56号）では、感染症の予防のため、出席停止（第19条）等の措置を講じることとされており、学校保健安全法施行令（昭和33年政令第174号）では、校長が出席停止の指示を行うこと（第６条第１項）、出席停止の期間は省令で定める基準によること（第６条第２項）等が規定されている。これらを受け、学校保健安全法施行規則（昭和33年文部省令第18号。以下「施行規則」という。）では、学校において予防すべき感染症の種類を第一種から第三種に分けて規定した上で（第18条）、出席停止の期間の基準（第19条）等を規定している。

令和５年５月８日より、新型コロナウイルス感染症（病原体がベータコロナウイルス属のコロナウイルス（令和二年一月に、中華人民共和国から世界保健機関に対して、人に伝染する能力を有することが新たに報告されたものに限る。）であるものに限る。以下同じ。）が感染症の予防及び感染症の患者に対する医療に関する法律（平成10年法律第114号。以下「感染症法」という。）における「五類感染症」に位置づけられたことを踏まえ、施行規則に規定する学校において予防すべき感染症の種類等について所要の改正を行った。

2）改正内容

①新型コロナウイルス感染症の第二種の感染症への追加（施行規則第18条第１項第２号関係）

新型コロナウイルス感染症については、感染症法第６条第７項に規定する「新型インフルエンザ等感染症」として、施行規則第18条第２項の規定により、第一種の感染症とみなされていたが、感染症法上の位置付けが「新型インフルエンザ等感染症」から「五類感染症」に変更されたことから、学校において予防すべき感染症としての位置付けを見直し、児童生徒等の罹患が多く、学校において流行を広げる可能性が高い感染症である第二種の感染症に、新型コロナウイルス感染症が加えられた。

②新型コロナウイルス感染症に係る出席停止の期間の基準の設定（施行規則第19条第２号関係）

従前、施行規則上、新型コロナウイルス感染症を第一種の感染症とみなしていたことから、出席停止の期間の基準について「治癒するまで」としていたところ、第二種の感染症に位置付けられたことに伴い、新型コロナウイルス感染症に係る出席停止の期間の基準を「発症した後五日を経過し、かつ、症状が軽快した後一日を経過するまで」とする規定が加えられた。

なお、巻末に学校保健安全法関係法令を掲載しているので、そちらも参照されたい。

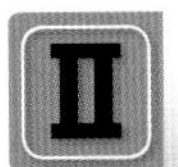

Ⅱ 学校における感染症への対応

1．感染症に関する基本的理解

ウイルス、細菌、真菌等の微生物が、宿主の体内に侵入し、臓器や組織の中で増殖することを「感染」といい、その結果、生じる疾病が「感染症」である。

感染症が発生するには、その原因となる病原体の存在、病原体が宿主に伝播する感染経路、そして病原体の伝播を受けた宿主に感受性があることが必要となる。病原体、感染経路、感受性宿主の三つを、感染成立のための三大要因という。感染の予防対策として、消毒や殺菌等により感染源をなくすこと、手洗いや食品の衛生管理など周囲の環境を衛生的に保つことにより感染経路を遮断すること、栄養バランスがとれた食事、規則正しい生活習慣、適度な運動、予防接種等により体の抵抗力を高める（感受性対策）ことが、重要な手段となる。

個人及び集団の健康を守る上では、発熱等の感染症の症状が認められた場合は、早めに医療機関を受診し、対応策を検討することが重要である。

さらに学校教育活動においては、感染症の罹患等によって差別やいじめ等が起きることのないように指導し、保護者に対しても理解を求めることが重要である。

1）感染経路と予防の方法

主な感染経路には、①空気感染（飛沫核感染）、②飛沫感染、③接触感染、④経口感染（糞口感染）、⑤節足動物媒介感染等がある。

【参考】　標準予防策（standard precautions：スタンダード・プリコーション）

糞便・血液・体液・吐物等には感染性病原体が含まれていることが多く、これらに接するときには、素手で扱うことを避け、手袋をすること、必要に応じてマスクやゴーグル等をつけること、接した後は手洗いをより丁寧に行うこと等が、感染症予防の基本である。これらを標準予防策といい、従来は病院内の感染予防策として用いられてきたが、近年は病院内に限らず、学校を含め、感染の可能性があるものを取り扱う場合に必要な基本的な感染予防策とみなされるようになってきている。

1　空気感染（飛沫核感染）

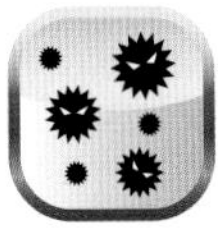

空気中の塵や飛沫核（5 μm以下の微粒子；空気中を1m以上浮遊）を介する感染である。すなわち、感染している人が咳やくしゃみ、会話をした際に、口や鼻から飛散した小さな飛沫が乾燥し、その芯となっている病原体（飛沫核）が、感染性を保ったまま

空気の流れによって拡散し、同じ空間にいる人もそれを吸い込んで感染する。

一般に市販されているマスク（不織布製またはガーゼのマスク）では、飛沫核は通過してしまうため、空気感染する感染症の予防策としては不十分であることに注意する。なお、医療機関においては、飛沫核の通過を防ぐN95マスクが使用されるが、一般的に広く市販されているものではない。

空気感染する感染症には、結核、麻しん、水痘等がある。麻しんや水痘は感染力が強く、予防接種を受けることが感染症の発症予防や感染拡大を防ぐための重要な手段となる。なお、空気感染する感染症であっても、飛沫感染や接触感染の経路でも感染が拡がることがあるため、後述する咳エチケットや手洗いは感染症対策として重要である。

また、ノロウイルス感染症患者の吐物や便には多量の病原体が含まれているが、床や衣類に付着した後、適切に処理しなかった場合には、ウイルスを含む粒子が乾燥して、ほこり（塵埃）となって空気中を漂い、それが口から入った場合に感染する経路がある。空気感染（飛沫核感染）の一つで、塵埃感染とも呼ばれている。

2　飛沫感染

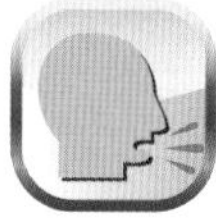

唾液の水分等でコーティングされた、5μmより大きい粒子（1m程度で落下し空中を浮遊し続けることはない）を介する感染である。すなわち感染している人が咳やくしゃみ、会話をした際に、口や鼻から病原体が多く含まれた小さな水滴が放出され、それを近くにいる人が吸い込むことで感染する。

一般に市販されているマスク（不織布製またはガーゼのマスク）を患者がつければ、飛沫飛散の防止効果は高い。なお、サージカルマスクとは、医療用の不織布製マスクのことを指し、手術時等に使用されるものであるが、近年では一般に広く市販されている。飛沫は1m前後で落下するので、1－2m以上離れていれば感染の可能性は低くなる。

感染症対策へのご協力をおねがいします
咳エチケット
新型コロナウイルスを含む感染症対策の基本は、
「手洗い」や「マスクの着用を含む咳エチケット」です。
■ほかの人にうつさないために
くしゃみや咳が出るときは、飛沫にウイルスを含んでいるかもしれません。次のような咳エチケットを心がけましょう。
・マスクを着用します。
・ティッシュなどで鼻と口を覆います。
・とっさの時は袖や上着の内側で覆います。
・周囲の人からなるべく離れます。
3つの咳エチケット
電車や職場、学校など人が集まるところでやろう
マスクを着用する（口・鼻を覆う）
ティッシュ・ハンカチで口・鼻を覆う
袖で口・鼻を覆う
何もせずに咳やくしゃみをする
咳やくしゃみを手でおさえる
正しいマスクの着用
1 鼻と口の両方を確実に覆う
2 ゴムひもを耳にかける
3 隙間がないよう鼻まで覆う
首相官邸
Prime Minister's Office of Japan
厚生労働省
厚労省

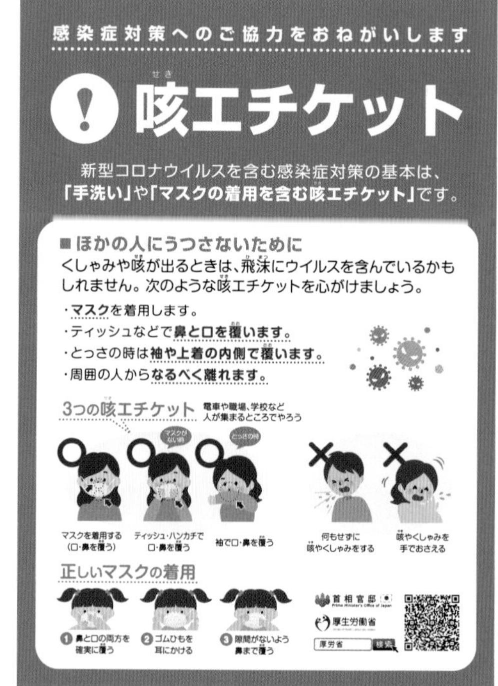

出典：厚生労働省ホームページ（https://www.mhlw.go.jp/content/10900000/000593495.pdf）

飛沫感染する感染症には、インフルエンザ、風しん、百日咳、流行性耳下腺炎、新型コロナウイルス感染症、髄膜炎菌感染症等がある。予防接種がある感染症については、予防接種を受けることが発症予防の手段となりうる。

咳やくしゃみをする場合は、口、鼻をティッシュ等で覆い、使用後は捨てる。ハンカチ等を使った場合は絶対に共用しない。唾液や鼻水が手についた場合は流水下で石鹸を用いて洗う。

※**咳エチケット**：咳やくしゃみをする場合は、ハンカチ、タオル、ティッシュ等で口を覆い、飛沫を周りの人に浴びせないようにする。ハンカチやティッシュがない場合は、手のひらではなく、肘の内側で口を覆う。

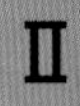
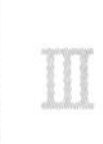
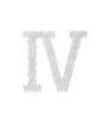
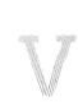

3 接触感染

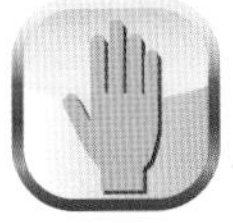

感染している人との接触や汚染された物との接触による感染である。感染している人に触れること（握手、だっこ、キス等）で伝播がおこる直接接触感染と、汚染された物（ドアノブ、手すり、遊具等）を介して伝播がおこる間接接触感染に分けられる。なお、傷口や医療行為（針刺し等）を介した血液媒介感染も直接接触感染の一種であり、傷の処置や医療行為を行う者は特に注意が必要である。

接触感染する感染症には、咽頭結膜熱、単純ヘルペスウイルス感染症、流行性角結膜炎、伝染性軟属腫（水いぼ）、伝染性膿痂疹（とびひ：黄色ブドウ球菌感染症あるいは溶連菌感染症の一つ）、アタマジラミ症、疥癬等がある。咽頭結膜熱はプールに限らず、集団生活の中で、接触感染、飛沫感染、経口感染の経路もとりうる。

接触感染の多くは、汚れた手で眼、鼻、口、傷口等を触ることで病原体が体内に侵入して感染が成立するため、感染を予防するには、手洗いが重要である。きちんとした手洗いとは、手指の間や先端はいうまでもなく、手首の上まで、できれば肘まで、石鹸を泡立てて、流水下で洗浄することをいう。手を拭くのは布タオルではなくペーパータオルが望ましい。布タオルを使用する場合は個人持ちとして共用は避ける。

特に、尿、便、血液、唾液、眼脂（目やに）、傷口の浸出液等に触れる可能性が事前にわかっている場合には、使い捨てのゴム手袋（ラテックスアレルギーがある場合は塩化ビニルやニトリルの手袋が考慮される）着用等により接触そのものを避けることが感染予防には有効である。もし、これらに触れた場合は必ずきちんと手洗いをする。石鹸は液体石鹸が望ましい。なお、容器の中身を詰め替える際は、残った石鹸は捨て、容器をよく洗い、乾燥させてから、新たな石鹸液を詰めるようにする。

○手洗いのコツ

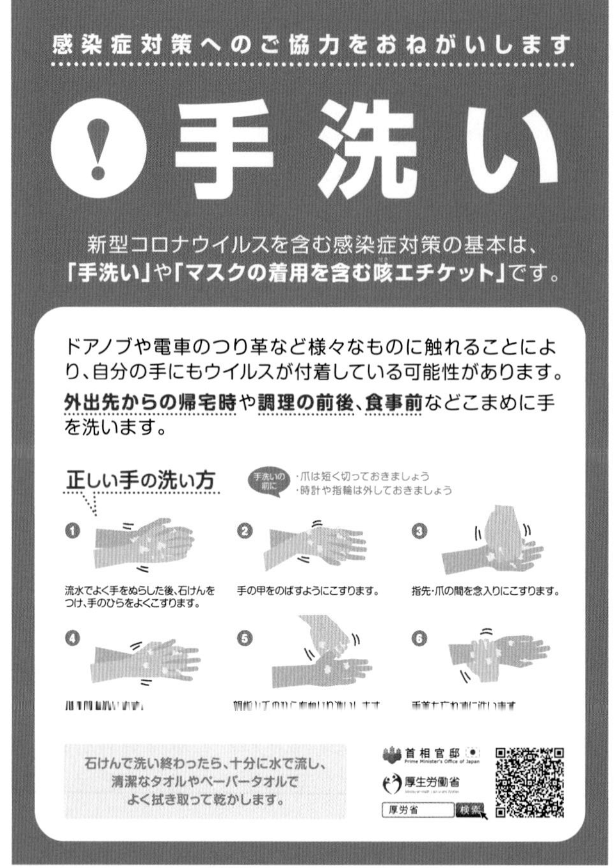

出典：厚生労働省ホームページ（https://www.mhlw.go.jp/content/10900000/000593494.pdf）

○傷の処置を行うときのポイント

▶傷の処置をする者は、血液媒介感染症について知っておく。

▶傷口の血液、浸出液、その他の体液（排泄(せつ)物も含む）との接触を避けることで感染予防ができるので、手袋の着用が有効な手段となる。素手で処置を行うのは望ましくない。

▶処置に使用する器具は消毒・滅菌したものを使用する（使い回ししない）。

▶消毒薬は開封日や作成日を記載し、長期間使用しない。

▶万が一に備え、処置の記録を取っておくと後から見直すことが可能となる。

○血液媒介感染症を引き起こす病原体の例

▶Ｂ型肝炎ウイルス

▶Ｃ型肝炎ウイルス

▶ヒト免疫不全ウイルス（HIV）

▶ヒトＴ細胞白血病ウイルス（HTLV-１）

▶梅毒スピロヘータ　　　　　　　　　　等

4　経口感染（糞口感染）

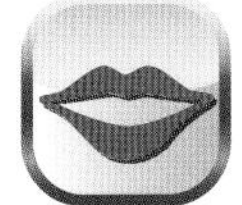

病原体に汚染された食物等による感染である。病原体に汚染された物を触った手で調理を行う等により感染が拡大する。例えば、ノロウイルスや腸管出血性大腸菌等、便中に排出される病原体が、便器やトイレのドアノブ等を触った手を通して経口感染する。糞口感染も経口感染のひとつである。

調理作業を行う場合には、衛生的に食材を取り扱う、調理器具の洗浄や消毒を徹底する、生肉を取り扱った後の調理器具で他の食材を調理しない、肉類は十分に加熱する等、適切な配慮が必要である。

5　節足動物媒介感染

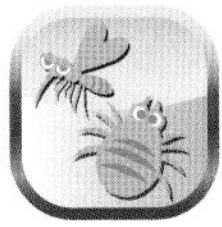

病原体を保有する昆虫（蚊、ダニ等）を介して感染する。草むら等に入る場合には虫よけを使用したり、長袖・長ズボンを着用したりして肌を守る。また、蚊によっては、植木鉢の水受け皿や小さな水たまりに産卵するものがある（デング熱やジカウイルス感染症を媒介するヒトスジシマカ等）ので、屋外清掃では水たまりを作らないようにし、溝の掃除をして水の流れをよくする。

日本脳炎も蚊が媒介する感染症であるが、日本脳炎ウイルスを媒介するコガタアカイエカは上記のヒトスジシマカと異なり、大きな水たまり（水田や沼、池等）に産卵し、日没以降に活発に活動する性質がある。

2）清掃、消毒、滅菌等

①普段の清掃のポイント

床、壁、ドア等は水拭きでよい。多くの人の手が触れるドアノブ、手すり、ボタン、スイッチ等は、水拭きした後、１日１回の消毒（消毒用エタノール等でよい）が望ましい。ただし、ノロウイルス感染症発生時は0.02％（200ppm）次亜塩素酸ナトリウム消毒液を使用する等、流行している感染症によっては、その病原体に応じた清掃を行う必要がある。

②吐物・下痢便の清掃

近くにいる人を別室等に移動させ、換気をした上で、吐物・下痢便は、ゴム手袋、マスク、ビニールエプロンをして、できればゴーグル、靴カバーを着用し、ペーパータオルや使い捨ての雑巾で拭きとる。

吐物は広範囲に飛散するため、中心部から半径２ｍの範囲を外側から内側に向かって、周囲に拡げないようにして静かに拭き取る。拭き取ったものはビニール袋に二重に入れて密封して破棄する。

便や吐物の付着した箇所は、0.1％（1,000ppm）次亜塩素酸ナトリウム消毒液等で消毒する。その際、消毒液をスプレーで吹きかけると、逆に病原体が舞い上がり、感染の機会を増やしてしようために、噴霧はしないようにする。また、次亜塩素酸ナトリウムについては、木や紙等の有機物に触れると消毒効果が下がるため、ペーパータオルを使ったり木の床を消毒したりする場合には、0.2%（2,000ppm）以上の濃度の次亜塩素酸ナトリウム消毒液を使用する。

処理後、スタッフは石鹸、流水で必ず手を洗う。

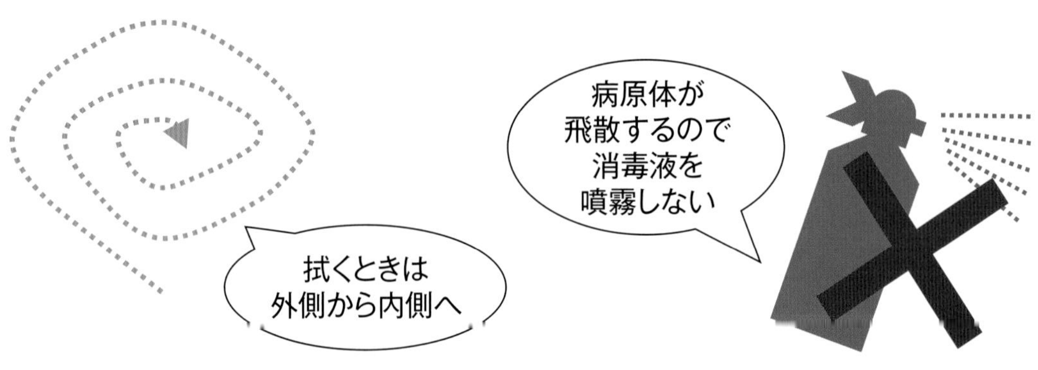

③消毒・滅菌

㈠　消毒とは

消毒は、病原微生物の数を減らすために用いられる処置法で、感染症を引き起こさない水準にまで病原微生物を殺し減少させる。皮膚や器具等に対して行われる。

消毒には、煮沸消毒や熱水消毒等の熱や紫外線を用いる物理的消毒法と、消毒薬を用いる化学的消毒法がある。各消毒薬の特性や、病原微生物の消毒抵抗性にも違いがあるため、消毒薬と病原微生物の組み合わせによっては効果が期待できない場合もある。例えば、消毒抵抗性が強いノロウイルスに対しては、アルコール消毒では十分な効果が得られないため、次亜塩素酸ナトリウム消毒薬等を用いる必要がある。また、器具等を消毒薬に浸け置きした後にすすぐ場合、消毒薬が残存しないよう十分にすすぐ。

㈡　滅菌とは

滅菌は、全ての微生物を殺滅または除去する方法で、器具等に対して行われる。高圧蒸気滅菌（オートクレーブ）、乾熱滅菌、エチレンオキサイドガス滅菌等がある。いずれも滅菌するための温度や時間等の条件を守ることが重要である。芽胞（胞子）を作る病原体は、乾熱滅菌で十分に滅菌できないことがある。

④消毒薬として用いられる薬品の例

㈠　消毒用エタノール

消毒用エタノールは、約80%に調製されており、環境、器具等のほか、皮膚にも使用できるが、粘膜や傷口には使用できない。また、引火性があるので火気厳禁である。過敏症に留意する。

(イ)　次亜塩素酸ナトリウム

次亜塩素酸ナトリウムは、強力な消毒薬で、環境、器具等に使用できるが、皮膚には使用できない。腐食性があるため金属には用いない。汚れ（有機物）に接触すると消毒効果が低下するので、汚れを除去してからの消毒が効果的である。ペーパータオルを使って消毒する場合は、有機物であるペーパータオルにより消毒効果が低下するので、濃度を上げる必要がある。光等により分解されやすいので、希釈液は可能な限りその日のうちに使用する。

なお、0.02％（200ppm）次亜塩素酸ナトリウム消毒剤の目安は、２Lのペットボトル水１本に、塩素系消毒剤（原液濃度が６％の場合）８mL（ペットボトルのキャップ２杯）程度、0.1％（1,000ppm）次亜塩素酸ナトリウム消毒剤の目安は、２Lのペットボトル水１本に塩素系消毒剤40mLである。塩素系消毒剤については、添付文書を熟読の上、正しく取り扱うことが重要である。

⑤換気の確保

空気感染や飛沫（まつ）感染を感染経路とする感染症への対策として、換気の確保は有効である。

換気は、空気の流れを創出することが重要であることから、気候上可能な限り常時、困難な場合はこまめに（30分に１回以上、数分間程度、窓を全開する）、２方向の窓を同時に開けて行うことが望ましい。ただし、授業中は必ずしも窓を広く開ける必要はないが、気候や天候、教室の配置等により換気の程度が異なることから、必要に応じて学校薬剤師等と相談されたい。

【参考】　換気にかかる留意点等について

(ア)　常時換気の方法

気候上可能な限り、常時換気に努める。廊下側と窓側を対角に開けることにより、効率的に換気することができる。なお、窓を開ける幅は10－20cm程度を目安としますが、上の小窓や廊下側の欄間を全開にする等の工夫も考えられる。また、廊下の窓を開けることも必要と考えられる。

(イ)　常時換気が困難な場合

常時換気が難しい場合は、こまめに（30分に１回以上）数分間程度、窓を全開にするように努める。

(ウ)　窓のない部屋の場合

常時入口を開けておくことや、換気扇を用いたりする等により、十分に換気に努める。

(エ)　体育館のような広く天井の高い部屋の場合

換気は感染拡大の防止の観点から重要であり、広く天井の高い部屋であっても換気に努める。

(オ)　エアコンを使用している部屋の場合

換気機能のないエアコンは室内の空気を循環しているだけで、室内の空気と外気の入れ替えを行っていないことから、そうしたエアコンを使用する場合にも換気は必要となることに留意する。

(カ)　換気設備等の活用と留意点

換気扇等の換気設備がある場合には、常時運転する。

他方で、換気設備の換気能力を確認することも必要である。換気設備だけでは人数に必要な換気能力には足りず、窓開け等による自然換気との併用が必要な場合があることに留意する。なお、換気扇のファン等が汚れていると効率的な換気が行えないことから、清掃を行うことは重要である。

なお、十分な換気が確保できない場合には、サーキュレータやHEPAフィルタ付き空気清浄機等の導入等、換気のための補完的な措置を講じることにより、可能な限り十分な換気を確保する。

(キ)　冬季における換気の留意点

冬季は、冷気が入りこむため窓を開けづらい時期ではあるものの、空気が乾燥し、飛沫（まつ）が飛びやすくなることから、気候上可能な限り、常時換気に努める。

・室温低下による健康被害の防止

換気により室温を保つことが困難な場面が生じることから、室温低下による健康被害が生じないよう、児童生徒等に暖かい服装を心掛けるよう指導する等、学校内での保温・防寒目的の衣服の着用について柔軟に対応する。

また、室温が下がりすぎないよう、空き教室等の人のいない部屋の窓を開け、廊下を経由して、少し暖まった状態の新鮮な空気を人のいる部屋に取り入れること（二段階換気）も、気温変化を抑えるために有効である。

・地域の気候条件に応じた換気方法

換気の方法については、地域の気候等に応じた方法がある場合もある。それぞれの気候条件に応じて、必要に応じ、適切な換気方法を学校薬剤師等に相談されたい。

・機器による二酸化炭素濃度の計測

十分な換気ができているかを把握するため、換気の目安としてCO_2モニターにより二酸化炭素濃度を計測することも考えられる。

3）予防接種（ワクチン）

感染症に感受性があるものに対してあらかじめ免疫を与えることが、感染症を未然に防ぐために重要である。特に、ワクチンで予防可能な疾患は接種対象年齢に達したら速やかに接種を受けておくことが大切であり、特に、集団生活に入る前までに必要回数の接種が完了していることが大切である。

就学時の健康診断においては予防接種歴を確認することとなっているが（後述）、就学時のみならず、学校における児童生徒等の健康診断においても保健調査等の機会を通じて幼児、児童、生徒、学生の予防接種歴を確実に把握することが望ましい。例えば、学校で麻しん患者が出た場合に、罹（り）患歴や予防接種歴が把握できていると、感染拡大のリスク予測や対応が円滑となり、修学旅行等の学校行事の実施や延期等を検討する材料にもなる。

また、児童生徒等の健康診断における事後措置（施行規則第９条）には、必要な予防接種を受けるよう指示することが規定されていることも知っておく。

学校保健安全法に規定されている学校において予防すべき感染症の中で、定期接種の対象である感染症としては、ジフテリア、百日咳（せき）、急性灰白髄炎（ポリオ）、麻しん、風しん、結核（BCG）、水痘があり、その他の定期接種対象疾患としては、Ｂ型肝炎、破傷風、日本脳炎、インフルエンザ菌ｂ型感染症、肺炎球菌感染症、ヒトパピローマウイルス（HPV）感染症（※）、ロタウイルス感染症（接種対象年齢は生後６週－24週（又は32週）未満）、インフルエンザ（ただし、定期接種の対象は60－64歳で定められた基礎疾患がある者又は65歳以上の者であり、小児は定期接種の対象ではない。）がある。任意接種対象疾患には流行性耳下腺炎（おたふくかぜ）、Ａ型肝炎、髄膜炎菌感染症等がある。詳細については、厚生労働省ホームページ等を参照されたい。

児童生徒等から教職員へ感染が広がることもあるため、場合によっては教職員の予防接種歴・罹（り）患歴の把握も重要になる。具体的には、麻しん、風しん、水痘、流行性耳下腺炎（おたふくかぜ）、Ｂ型肝炎、インフルエンザ、百日咳（せき）、破傷風等が問題となる。もし必要回数の予防接種を受けておらず、以前罹（り）患したこともない教職員がいる場合は、学校医その他の医師に相談することも考慮される。施行規則第16条には、教職員の健康診断の事後措置として必要な予防接種を受けるよう指示することが規定されている。

留意事項として、予防接種を受けられない者（接種不適当者）がいることも知っておく。具体的には、ワクチンの成分に対して アレルギーがある者や、基礎疾患があり医師から接種不可といわれている者等である。また、麻しん、風しん、水痘、おたふくかぜワクチンについては、妊娠していることが明らかな者は接種不適当者に該当する。これらのワクチンについては、女性はあらかじめ妊娠していない時期に接種し、接種後１か月間、特に風しん含有ワクチン、水痘ワクチンについては接種後２か月間は妊娠を避ける。さらに、必要に応じて、ワクチンの効果や副反応等についての情報提供も重要である。

※平成９年度生まれ－平成18年度生まれ（誕生日が平成９（1997）年４月２日－平成19（2007）年４月１日）の女性の中には、通常のHPVワクチンの定期接種の対象年齢（小学校６年から高校１年相当）の間に接種を逃した方がいることから、まだ接種を受けていない方を対象に、改めて、HPVワクチンの接種の機会が設けられている。詳細については、厚生労働省ホームページ等を参照されたい。

【参考】　実習等における扱い

医療機関・保育所・学校等で実習がある際、場合によっては予防接種歴の提出を求められることがある。必ずしも全ての者が予防接種を受けられるわけではなく、基礎疾患等によりワクチンを接種できない場合があることや、さらにワクチンを接種しても抗体が得られない場合もあることから、このような場合には、医師に理由書を記載してもらう等の選択肢が考慮される。

2. 学校における感染症への対応

1）学校において予防すべき感染症の考え方
（第一種の感染症、第二種の感染症、第三種の感染症）

各感染症の出席停止の期間は、感染様式と疾患の特性を考慮して、人から人への感染力を有する程度に病原体が排出されている期間を基準としている。感染症の拡大を防ぐためには、患者は、

・他人に容易に感染させる状態の期間は集団の場を避けるようにすること
・健康が回復するまで治療や休養の時間を確保すること

が必要である。

なお、診断は、診察に当たった医師が身体症状及びその他の検査結果等を総合して、医学的知見に基づいて行われるものであり、学校から特定の検査等の実施（例えば、インフルエンザ迅速診断検査やノロウイルス検査）を全てに一律に求める必要はない。治癒の判断（治癒証明書等）も同様である。

また、全員の皆勤をクラス目標に掲げている等の理由で、体調がすぐれず、本来であれば休養をとるべき児童生徒が出席するといったことがないよう、適切な指導が求められる。

さらに、児童生徒等及び保護者への当該感染症に対する指導を行い、症状があるのにも関わらず無理に登校させること等がないように協力を得る。

①第一種の感染症

「感染症の予防及び感染症の患者に対する医療に関する法律」（以下、「感染症法」という。）の一類感染症と結核を除く二類感染症を規定している。出席停止の期間の基準は、「治癒するまで」である。

②第二種の感染症

空気感染又は飛沫感染するもので、児童生徒等の罹患が多く、学校において流行を広げる可能性が高い感染症を規定している。出席停止の期間の基準は、感染症ごとに個別に定められている。ただし、病状により学校医その他の医師において感染のおそれがないと認めたときは、この限りではない。

③第三種の感染症

学校教育活動を通じ、学校において流行を広げる可能性がある感染症を規定している。出席停止期間の基準は、病状により学校医その他の医師において感染のおそれがないと認めるまでである。

なお、学校で通常見られないような重大な流行が起こった場合には、その感染拡大を防ぐために、必要があるときに限り、校長が学校医の意見を聞き、第三種の感染症の「その他の感染症」として緊急的に措置をとることができる。「その他の感染症」として出席停止の指示をするかどうかは、感染症の種類や各地域、学校における感染症の発生・流行の態様等を考慮の上で判断する必要があり、あらかじめ特定の疾患を定めてあるものではない。

Ⅰ
Ⅱ
Ⅲ
Ⅳ
Ⅴ

2）出席停止と臨時休業

学校保健安全法には、学校における感染症の予防に関する規定があり、その主となるものは、出席停止と臨時休業である。その目的は、感染症の拡大防止にある。

校長は、学校において予防すべき感染症にかかっている、かかっている疑いがある、又はかかるおそれのある児童生徒等に対して、出席を停止することができる。また、学校の設置者は、感染症の予防上必要があるときは、学校の全部又は一部の休業を行うことができる。

校長は、出席停止を指示したときは、その旨を学校の設置者に報告しなければならない。また、学校の設置者は、出席停止が行われた場合や学校の休業を行った場合は、保健所に連絡しなければならない。

なお、学校の設置者は、学校保健安全法に基づき処理すべき事務を校長に委任することができるとされており、校長が臨時休業や保健所との連絡を行う場合もある。

学校においては、臨時休業中における児童生徒等に対する生活指導、学習指導及び保健指導を適切に行い、授業を再開する場合には、児童生徒等の欠席状況、感染状況等をよく把握し、健康管理を徹底させることが必要である。

【参考】　出席停止の期間の考え方

「○○した後△日を経過するまで」とした場合は、**「○○」という現象が見られた日の翌日を第１日（1日目）として算定**する。

例えば、「解熱した後２日を経過するまで」の場合は、以下のとおり。

月曜日に解熱　→　火曜日（解熱後１日目）　→　水曜日（解熱後２日目）
→　（この間発熱がない場合）　→　**木曜日から出席可能**

ただし、第二種の感染症の各出席停止の期間は基準であり、病状により学校医その他の医師において感染のおそれがないと認められる場合についてはこの限りではない。

3）学校における定期・臨時の児童生徒等の健康診断と感染症

学校保健安全法では、学校においては、毎学年定期に児童生徒等の健康診断を行わなければならない（学校保健安全法第13条）としており、その中には、結核の有無（施行規則第６条）等、直接に感染症に関する項目も含まれる。

学校は、健康診断の結果に基づき疾病の予防処置を行い又は治療を指示する等、適切な事後措置をとるとともに、必要があるときは臨時の健康診断を行うとされている。ここでいう「必要があるとき」とは、感染症又は食中毒の発生したとき、風水害等により感染症の発生のおそれのあるとき、結核、寄生虫病その他の疾病の有無について検査を行う必要のあるとき等である（施行規則第10条）。実際に臨時の健康診断を行うに当たっては、その後の措置も含め、保健所や学校医等からの指導助言を受ける。

施行規則第８条に基づき、進学・転学の際には進学・転学先へ健康診断票を送付することとなっている。送付を受けた側は、記載内容について確認する。定期予防接種の対象となっている疾患についても、罹(り)患歴・予防接種歴を確認することが望ましい。

４）就学時の健康診断と感染症

市（特別区を含む。）町村の教育委員会は、就学時の健康診断を行い、就学時健康診断票を作成し、健康診断を受けた者の入学する学校の校長に送付しなければならない。感染症の予防には予防接種の果たす役割が大きいことから、就学時健康診断票には、予防接種法に規定されている定期の予防接種の接種状況を確認する欄がある。確認するべき定期の予防接種の対象は、インフルエンザ菌ｂ型感染症、肺炎球菌感染症、ポリオ（急性灰白髄炎）、BCG、百日咳(せき)、ジフテリア、破傷風、麻しん、風しん、水痘、日本脳炎、Ｂ型肝炎である（令和６（2024）年３月現在）。

学校は、感染症の発生防止及び集団発生の際の措置を行うに当たって、予防接種歴は重要な情報となることから、入学予定の幼児の予防接種歴を把握し、入学後、未接種の場合は予防接種にかかる情報提供等に活用する。

市町村の教育委員会は、就学時の健康診断の際に、母子健康手帳や市町村が発行する予防接種済証等を確認する等の方法で、予防接種歴を確実に把握し、未接種者に対しては、就学前の接種について情報提供を行うことが望ましい。

５）海外への渡航や海外からの児童生徒等の受入れ等

①海外への渡航（修学旅行等の海外の行事で渡航する場合）

海外で感染症にかからないようにするため、また日本から海外へ感染症を拡げないようにするために、感染症に対する正しい知識と予防に関する方法を身に付ける必要がある。海外で注意すべき感染症については、厚生労働省検疫所ホームページ（https://www.forth.go.jp/index.html）に掲載されている。

渡航先や渡航先での行動によって異なるが、最も海外で感染する可能性が高いのは食べ物や水を介した消化器系感染症とされている。さらに日本では発生していない、動物、蚊、マダニ等が媒介する感染症が海外では流行していることがあり、注意が必要となる。また世界保健機関（WHO）が排除又は根絶を目指している麻しん、風しん及びポリオは、日本での患者報告はほとんどなくなったが、海外ではまだ感染することがあるので注意する。

これまで受けた予防接種について母子健康手帳等で確認し、国内の感染症を海外に持ち出さない、又は海外の感染症を国内に持ち込まないために、国内で予防接種が推奨される疾患であって、予防対策が不十分なものがあれば、ワクチンの接種が検討される。ワクチンで予防できる感染症については、時間的な余裕をもって医師に接種の相談をする等、適切な感染予防を心がけておくことが大切である。

渡航が決まったら、外務省が提供している海外安全情報配信サービス「たびレジ」に渡航期間・滞在先・連絡先等を登録すると、渡航先の最新の安全情報がメールで届き、緊急時には在外公館からの連絡を受け取ることができる。さらに、厚生労働省のホームページや検疫所のホームページ、外務省の海外安全ホームページで、渡航先の感染症の発生状況に関する最新の情報や注意事項を確認することが大切となる。事前に渡航地の医療機関の選定や受診手順についても十分に検討し、もし渡航地で児童生徒等の健康を害する事案が発生した場合、医療が必要であれば医療機関を受診させ、適切な対応を行う。症状があるにもかかわらず、適切な対応をせず無理に帰国の途につくと、本人の重症化のおそれのみならず、飛行機内や空港等でも感染症が拡大することが懸念される。なお、麻しんについては厳重監視期間があり、学校で麻しんが発生した場合には、終息宣言が得られてからの渡航とすべきである。

感染症情報/厚生労働省、FORTH/厚生労働省検疫所、外務省海外安全ホームページ、感染症対策/文部科学省、国立感染症研究所ホームページ等も参考となる（それぞれのウェブサイトは「Ⅳ　学校において予防すべき感染症のＱ＆Ａ」に掲載している。）。

②海外からの児童生徒等の受入れ

結核について、高まん延国で６か月以上の居住歴のある児童生徒等は、入学時または転入時の１回、精密検査の対象とする。学校の設置者（教育委員会）は、結核の専門家等に助言を受ける等、地域の実情に応じ、精密検査を受けられる体制を構築しておくことが有効である。また、転入受け入れ時に来日後の検診を確認し、未受診の場合は、受診するよう促すことが望ましい。

高まん延国での居住歴がある児童生徒等に対する精密検査にあたって、対象者が差別・偏見の対象になることがないような十分な配慮と、一般の児童生徒等に対して感染症への差別・偏見を持つことがないように適切な教育・指導を行うことが重要である。

６）学校における感染症への対応に係る体制

①学校の設置者（教育委員会）の役割

○　感染症の発生状況を把握する。

○　感染症の予防上必要があるときは、学校の全部又は一部の休業を行う。

○　感染症の予防において、学校の休業や出席停止が行われた場合は、保健所に連絡する。

○　日頃から、学校医や保健所等との連携体制を構築しておく。

○　地域の流行状況を把握するとともに、学校との情報交換を密に行い、地域レベルで効果的な対応ができるようにする。

○　感染症法に規定される感染症は、同法に基づいて措置等が行われる。このように学校保健安全法以外にも感染症対策に関する法令があり、それらに基づく対応を求められた場合は適切に対処する。

②学校の役割

○　日常の丁寧な健康観察や保健室利用状況等から感染症の発生や流行の兆し等の早期発見に努める。

○　疑わしい感染症の症状があるときは、速やかに学校医又は医師の受診を勧める等、指導・

助言を行い、適切な措置を講ずる。

○　児童生徒がかかりやすい感染症や新興感染症等について、保健だより等を活用し、児童生徒及び保護者への啓発を行う。

○　校長は、感染症が発生した場合、必要に応じて出席停止の指示を行う。また、出席停止の指示をした場合は、書面をもって、その旨を学校の設置者に報告する（施行令第７条、施行規則第20条）。

○　学校医、教育委員会、保健所等と連携し、適切な対応ができるようにする。（学校医等の意見を聞き、適切に出席停止、消毒その他の措置をとる。）

○　保健所や専門機関の指導を受けながら、児童生徒等、教職員、必要に応じて保護者等に対して、発生した感染症に関する正しい情報を提供し、無用な不安や患者に対する差別・偏見が生じないように配慮する。

③学校医の役割

○　学校における感染症の予防およびまん延対策として、児童生徒等の出席停止と臨時休業があるが、特に感染症が多発し、そのさらなるまん延を防ぐ重要な措置が臨時休業である。どのような場合に臨時休業を行うべきかは、感染症の種類や発生地域、学校での発生や感染の状況が様々で、一律に決めることが困難である。学校医は、学校の管理者（校長等）により意見を求められた場合は、感染様式と疾患の特性、地域性等を十分に考慮し、地域の保健所や医師会の情報も参考にして回答する必要がある。

○　また、学校入学前に済ませておくべき麻しん・風しん等のワクチンの未接種者の存在は大きな問題である。学校医等は、就学時の健康診断において未接種者のチェックも忘れてはならないし、入学後でも予防接種を受けられるような体制を自治体と協議して作っておかなければならない（なお、麻しん・風しんの場合、定期接種対象期間は就学前１年間（４月１日－３月31日）であるため、それ以降に受ける場合は任意接種となることに注意が必要である）。併せて児童生徒等に対する健康教育の一環として感染症予防に関する知識を教えることも必要である。

④保健所の役割

○　感染症法に基づき、医師から感染症発生の届出を受けると、保健所は集団感染が疑われる場合等に、必要に応じて積極的疫学調査を行い、感染源、感染経路の特定や感染を受けた可能性がある接触者の把握を行い、感染症のまん延防止対策を実施する。なお、麻しん・風しんに関しては、特定感染症予防指針に基づき、１人でも発生した場合は、すぐに積極的疫学調査を行い、感染源、感染経路の特定や感染を受けた可能性がある接触者の把握を行い、感染症のまん延防止対策を実施する必要がある。

○　学校で麻しんや風しん、結核の患者が発生した場合等は集団感染に発展する危険性が高いため、学校の設置者（教育委員会）や学校は保健所と連携し、感染症法に基づいて保健所が行う積極的疫学調査やまん延防止対策に協力する。

○　また、保健所は、地域の医療機関の協力を得て感染症発生動向調査を実施しており、感染症流行状況をホームページ等で情報提供している。

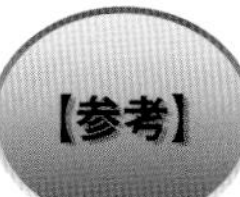

感染症の予防及び感染症の患者に対する医療に関する法律（感染症法）（平成十年法律第百十四号）における主な感染症（一類～五類感染症）

（令和５（2023）年５月現在）

感染症類型	感染症の疾病名等	実施できる措置等
一類	【法で規定】 エボラ出血熱、クリミア・コンゴ出血熱、痘そう、南米出血熱、ペスト、マールブルグ病、ラッサ熱	・対人：入院（都道府県知事が必要と認めるとき）等 ・対物：消毒等の措置 ・交通制限等の措置が可能
二類	【法で規定】 急性灰白髄炎、結核、ジフテリア、重症急性呼吸器症候群（病原体がベータコロナウイルス属ＳＡＲＳコロナウイルスであるものに限る。）、中東呼吸器症候群（病原体がベータコロナウイルス属ＭＥＲＳコロナウイルスであるものに限る。）、鳥インフルエンザ（病原体がインフルエンザウイルスＡ属インフルエンザＡウイルスであってその血清亜型が新型インフルエンザ等感染症（法第七項第三号に掲げる新型コロナウイルス感染症及び同項第四号に掲げる再興型コロナウイルス感染症を除く。法第六項第一号及び第二十三項第一号において同じ。）の病原体に変異するおそれが高いものの血清亜型として政令で定めるものであるものに限る。法第五項第七号において「特定鳥インフルエンザ」という。）	・対人：入院（都道府県知事が必要と認めるとき）等 ・対物：消毒等の措置
三類	【法で規定】 コレラ、細菌性赤痢、腸管出血性大腸菌感染症、腸チフス、パラチフス	・対人：就業制限（都道府県知事が必要と認めるとき）等 ・対物：消毒等の措置
四類	【法で規定】 Ｅ型肝炎、Ａ型肝炎、黄熱、Q熱、狂犬病、炭疽（そ）、鳥インフルエンザ（特定鳥インフルエンザを除く。）、ボツリヌス症、マラリア、野兎（やと）病 【政令で規定】 ウエストナイル熱、エキノコックス症、エムポックス、オウム病、オムスク出血熱、回帰熱、キャサヌル森林病、コクシジオイデス症、ジカウイルス感染症、重症熱性血小板減少症候群（病原体がフレボウイルス属SFTSウイルスであるものに限る。）、腎症候性出血熱、西部ウマ脳炎、ダニ媒介脳炎、チクングニア熱、つつが虫病、デング熱、東部ウマ脳炎、ニパウイルス感染症、日本紅（こう）斑熱、日本脳炎、ハンタウイルス肺症候群、Ｂウイルス病、鼻疽（そ）、ブルセラ症、ベネズエラウマ脳炎、ヘンドラウイルス感染症、発しんチフス、ライム病、リッサウイルス感染症、リフトバレー熱、類鼻疽（そ）、レジオネラ症、レプトスピラ症、ロッキー山紅（こう）斑熱	・動物への措置を含む消毒等の措置

感染症類型	感染症の疾病名等	実施できる措置等
五類	**【法で規定】** インフルエンザ（鳥インフルエンザ及び新型インフルエンザ等感染症を除く。）、ウイルス性肝炎（E型肝炎及びA型肝炎を除く。）、クリプトスポリジウム症、後天性免疫不全症候群、性器クラミジア感染症、梅毒、麻しん、メチシリン耐性黄色ブドウ球菌感染症 **【省令で規定】** アメーバ赤痢、RSウイルス感染症、咽頭結膜熱、A群溶血性レンサ球菌咽頭炎、カルバペネム耐性腸内細菌目細菌感染症、感染性胃腸炎、急性弛緩性麻痺（急性灰白髄炎を除く。）、急性出血性結膜炎、急性脳炎（ウエストナイル脳炎、西部ウマ脳炎、ダニ媒介脳炎、東部ウマ脳炎、日本脳炎、ベネズエラウマ脳炎及びリフトバレー熱を除く。）、クラミジア肺炎（オウム病を除く。）、クロイツフェルト・ヤコブ病、劇症型溶血性レンサ球菌感染症、細菌性髄膜炎（侵襲性インフルエンザ菌感染症、侵襲性髄膜炎菌感染症、侵襲性肺炎球菌感染症に該当するものを除く。）、ジアルジア症、新型コロナウイルス感染症（病原体がベータコロナウイルス属のコロナウイルス（令和二年一月に、中華人民共和国から世界保健機関に対して、人に伝染する能力を有することが新たに報告されたものに限る。）であるものに限る。）、侵襲性インフルエンザ菌感染症、侵襲性髄膜炎菌感染症、侵襲性肺炎球菌感染症、水痘、性器ヘルペスウイルス感染症、尖圭コンジローマ、先天性風しん症候群、手足口病、伝染性紅斑、突発性発しん、播種性クリプトコックス症、破傷風、バンコマイシン耐性黄色ブドウ球菌感染症、バンコマイシン耐性腸球菌感染症、百日咳、風しん、ペニシリン耐性肺炎球菌感染症、ヘルパンギーナ、マイコプラズマ肺炎、無菌性髄膜炎、薬剤耐性アシネトバクター感染症、薬剤耐性緑膿菌感染症、流行性角結膜炎、流行性耳下腺炎、淋菌感染症	・国民や医療関係者への情報提供

Ⅲ　感染症各論

（注１）ここにあるワクチン等の状況については、令和６（2024）年１月時点のものである。
（注２）各疾患のアイコンは感染経路を示す。（詳細は感染経路のページを参照）
（注３）潜伏期間の項目における（　　）内の期間は、潜伏の可能性のある期間である。

1．第一種の感染症

感染症法の一類感染症と結核を除く二類感染症を規定している。出席停止の期間の基準は、「治癒するまで」である。なお、痘そう（天然痘）は地球上から根絶された。

1）エボラ出血熱

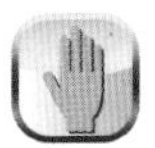

感染症法により一類感染症に分類されている重症ウイルス性出血熱で、発病すると半数以上が死亡すると報告されている極めて重症の疾患である。中央アフリカ、西アフリカ等でまれに発生する。平成26（2014）年に始まった西アフリカ諸国における大規模な集団発生、平成30（2018）－令和２（2020）年のコンゴ民主共和国における集団発生に対して、世界保健機関（WHO）はPublic Health Emergency of International Concern（PHEIC：国際的に懸念される公衆衛生上の緊急事態）に該当するとした。各事例はその後の対策により、それぞれ平成28（2016）年３月、令和２（2020）年６月にPHEICが解除された。

病原体	エボラウイルス
潜伏期間	2－21日
感染経路	接触感染。ウイルスを保有している宿主（野生動物）はオオコウモリと推定されている。患者の血液、体液等の接触により感染。
症状・予後	発熱、全身倦怠感、頭痛、筋肉痛、関節痛等で急に発病。腹痛、嘔吐、下痢、結膜炎が続く。２－３日で状態は急速に悪化し、粘膜出血と発しんが出現。６－９日で激しい出血とショック症状を呈し死に至ることがある。発病した場合の致死率は50－80％。

2）クリミア･コンゴ出血熱

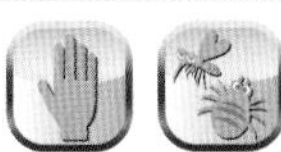

感染症法により一類感染症に分類されている重症ウイルス性出血熱で、アフリカ、中近東、ヨーロッパ、中国西部、東南アジア、中央アジア地域等での発生がある。

病原体	クリミア･コンゴ出血熱ウイルス
潜伏期間	2－10日

感染経路	接触感染。自然界での宿主は家畜類、野生哺乳類。解体等での接触、媒介動物であるマダニにかまれること、患者の血液、体液等の接触により感染。
症状・予後	症状はエボラ出血熱に類似し、発熱、関節痛、発しん、紫斑（出血）、意識障害等がみられる。重度の肝障害が特徴。発症した場合の致死率は15－40%と報告されている。

3）痘そう

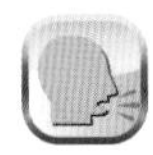

感染症法により一類感染症に分類されているウイルス感染症である。昭和55（1980）年にWHOが世界根絶宣言を行っており、現在、天然痘ウイルスは自然界には存在しない。

病原体	天然痘ウイルス
潜伏期間	7－17日
感染経路	主に飛沫（まつ）感染によりヒトからヒトへ感染する。
症状・予後	急激な発熱、頭痛等で始まり、一時解熱傾向となった後、発しんがでる。かさぶたが出来て剥がれ落ちるが、かさぶたの中にもウイルスが生存する。致死率は50%にも及ぶ。

4）南米出血熱

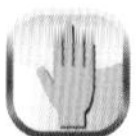

感染症法により一類感染症に分類されている重症ウイルス性出血熱で、アルゼンチン出血熱、ボリビア出血熱、ベネズエラ出血熱、ブラジル出血熱の総称である。

病原体	アルゼンチン出血熱（フニンウイルス）、ボリビア出血熱（マチュポウイルス）、ベネズエラ出血熱（ガナリトウイルス）、ブラジル出血熱（サビアウイルス）：それぞれアレナウイルスに属するウイルス
潜伏期間	7－14日
感染経路	接触感染。流行地に生息するげっ歯類の唾液又は排出物に接触することで感染する。
症状・予後	発熱、筋肉痛、頭痛、眼窩（がんか）後痛、出血傾向、錯乱、舌や手の振戦、せん妄、昏睡、けいれん等が認められる。歯肉縁の出血が特徴的。致死率は30%にも及ぶ。

5）ペスト 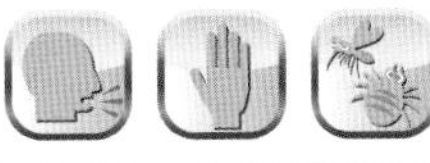

感染症法により一類感染症に分類されている急性細菌感染症。日本では昭和２（1927）年以降ペスト患者の発生はない。アジア、アフリカ、南米、北米等では、少数ながら患者の発生がある。平成29（2017）年にマダガスカルで肺ペストの大規模な流行が発生した。

病　原　体	ペスト菌
潜伏期間	2－７日、ただし種によって異なる。
感染経路	宿主はネズミ、イヌ、ネコ等でノミが媒介。肺ペストは飛沫感染。
症状・予後	腺ペスト（リンパ節への感染）の症状は、発熱とリンパ節の腫脹、疼痛。 肺ペストの症状は、発熱、咳、血痰、呼吸困難。 治療が遅れた場合の致死率は50%以上である。

6）マールブルグ病 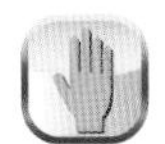

感染症法により一類感染症に分類されている重症ウイルス性出血熱で、アフリカ中東部･南アフリカ等でまれに発生する。令和３（2021）年には西アフリカのギニアで初めてアウトブレイクが報告された。その後も、令和５（2023）年までにガーナ共和国、タンザニア連合共和国、赤道ギニア等の複数の国で初めての集団発生が報告された。

病　原　体	マールブルグウイルス
潜伏期間	3－10日
感染経路	接触感染。オオコウモリが宿主と考えられている。感染したヒトや動物の血液、体液等の接触により感染。
症状・予後	症状はエボラ出血熱に類似しているが、診断上、皮疹が重要。発症後５－７日で体幹、臀部、腕の外側等に境界明瞭な留針大の暗赤色丘疹が毛根周囲に現れる。発病した場合の致死率はウイルス株によって異なり24－88%。

7）ラッサ熱 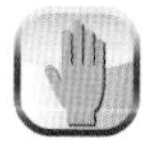

感染症法により一類感染症に分類されている重症ウイルス性出血熱で、中央アフリカ、西アフリカ一帯での感染者は年間20万人くらいと推定されている。

病原体	ラッサウイルス
潜伏期間	5－21日
感染経路	接触感染。宿主はネズミで、感染動物の糞、尿等の濃厚接触により人に感染。また患者の血液、体液等の接触により感染。
症状・予後	症状はエボラ出血熱に類似しているが、後遺症として難聴を残すことがある。入院患者の致死率は15－20％。

8）急性灰白髄炎（ポリオ） 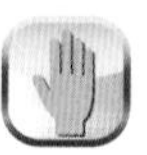 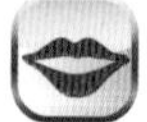

感染症法により二類感染症に分類されているウイルス感染症。1960年代に国内で大流行があり、予防接種（生ワクチン）が緊急導入された。その後患者数は激減し、昭和55（1980）年を最後に国内での患者の発生はない。しかし、アフガニスタン、パキスタンでは流行が持続しており、一旦ポリオが根絶された中国やタジキスタン等でも海外から侵入した野生株ポリオウイルスの流行が平成22（2010）年、平成23（2011）年に発生した。

病原体	ポリオウイルス
潜伏期間	7－21日、ただし非まひ性脊髄炎の場合は３－６日間
感染経路	接触感染、便や唾液等を介した経口（糞口）感染。
症状・予後	軽症の場合は、かぜ様症状又は胃腸症状だが、0.1－２％に急性の弛緩性まひが現れ、死に至ることもあるほか、後遺症としての四肢のまひを残すこともある。
ワクチン	乳幼児期に定期予防接種。平成24（2012）年９月から、それまでの生ワクチンに代わって不活化ワクチンが使用されるようになった。
登校（園）基準	急性期の症状が治癒又は固定するまで出席停止。まひが残る慢性期については出席停止の必要はない。

Ⅰ
Ⅱ
Ⅲ
Ⅳ
Ⅴ

【参考】 世界におけるポリオをめぐる近年の状況

世界的なポリオウイルスの根絶に向けた取組により、３種類ある野生型ポリオウイルスのうち、２型は平成27（2015）年９月、３型は令和元（2019）年10月にWHOから根絶宣言が発せられた。しかし、野生型１型ポリオウイルスはアフガニスタン、パキスタン等において依然流行が続いている。

野生型ポリオウイルスが根絶された国々への輸入例による流行は、平成24（2012）－平成25（2013）年４月頃までほぼ中断されていた。しかし、再びポリオの国際的拡大が起こり、平成26（2014）年５月、WHOからPHEICに該当すると宣言された。このPHEICの暫定勧告は令和５（2023）年８月の緊急委員会会合においてもさらに延長継続とされた。

日本国内では、近年ポリオウイルスは確認されていないが、世界の状況をふまえ、引き続きポリオワクチンの接種率を高く維持することが重要である。また、ポリオウイルス流行国へ渡航する際は不活化ポリオワクチンの追加接種が勧められている。

9）ジフテリア 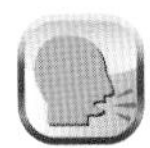

感染症法により二類感染症に分類されている細菌性呼吸器感染症で、日本国内では、平成11（1999）年の報告を最後に発生していない。流行的発生がみられる国もある。

病原体	ジフテリア菌
潜伏期間	主に２－７日（長期の場合もある）
感染経路	飛沫（まつ）感染
症状・予後	発熱、咽頭痛、頭痛、倦（けん）怠感、嚥（えん）下痛等の症状で始まり、鼻づまり、鼻出血、扁（へん）桃・咽頭の偽膜形成、声嗄（が）れから呼吸困難、頚（けい）部リンパ節腫脹（ちょう）、心筋炎、呼吸筋まひ等に至る。
ワクチン	乳幼児期および学童期に定期予防接種。生後２－90か月未満に沈降精製百日咳（せき）ジフテリア破傷風混合（DPT）ワクチン、あるいはDPT-IPV（不活化ポリオワクチン）４種混合ワクチンを４回接種。標準的には、生後２－12か月に３回接種し、１年から１年半後に１回追加接種。さらに、11歳以上13歳未満で沈降ジフテリア破傷風混合（DT）トキソイドの追加接種を１回行う。

10）重症急性呼吸器症候群
（病原体がベータコロナウイルス属SARSコロナウイルスであるものに限る。）

平成14（2002）年11月に中国広東省で発生し、平成15（2003）年7月まで世界で流行。報告症例数は、中国を中心に8,096人で、うち774人が死亡（致死率9.6%）（平成24（2012）年時点）。流行は平成15（2003）年7月に終息宣言が出され、以後、令和6（2024）年1月まで発生はない。

病　原　体	SARSコロナウイルス
潜伏期間	主に2－7日（10日程度になる場合もある）
感染経路	飛沫感染、接触感染が主体。排出物からの経口（糞口）感染の報告もある。重症者における空気感染の可能性については議論の余地がある。現在のところ原因ウイルスは世界中で消失しており、疾患の発生はない。
症状・予後	突然のインフルエンザ様の症状で発症。発熱、咳、息切れ、呼吸困難、下痢がみられる。肺炎や急性呼吸窮迫症候群（ARDS：Acute respiratory distress syndrome）へ進展し、死亡する場合もある。

11）中東呼吸器症候群

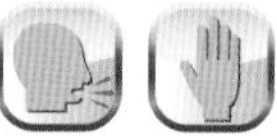

（病原体がベータコロナウイルス属MERSコロナウイルスであるものに限る。）

感染症法により二類感染症に分類されているウイルス性呼吸器感染症で、中東諸国を中心として断続的に発生がみられている。平成27（2015）年、韓国では中東で感染した1人のMERS患者を発端として、主に医療機関で感染が拡大し、計186名の確定患者が報告された。平成24（2012）年9月－令和4（2022）年10月31日にWHOへ報告されたMERSの確定患者は2,600人で、935人の関連死が報告されている。

病　原　体	MERSコロナウイルス
潜伏期間	主に2－14日
感染経路	ヒトコブラクダとの濃厚接触が感染リスクであると考えられている。ヒト－ヒト感染も報告されている。
症状・予後	無症状例からARDSを示す重症例まである。典型的には発熱、咳から始まり、急速に肺炎を発症する。

12）特定鳥インフルエンザ 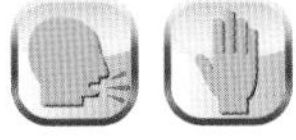

（感染症の予防及び感染症の患者に対する医療に関する法律（平成十年法律第百十四号）第六条第三項第六号に規定する特定鳥インフルエンザをいう。）

特定鳥インフルエンザの病原体の亜型は、令和6（2024）年1月時点でH５N１及びH７N９とされている。トリからヒトへの感染による急性気道感染症である。

病　原　体	鳥インフルエンザA（H５N１）ウイルス又は鳥インフルエンザA（H７N９）ウイルス
潜伏期間	主に２－８日
感染経路	トリからヒトへの感染。
症状・予後	高熱と急性呼吸器症状を特徴とする。

【参考】　新型インフルエンザ

新型インフルエンザとは、季節性インフルエンザと抗原性が大きく異なるインフルエンザウイルスによる感染症であって、多くの人々が免疫を保有していないことから、全国的かつ急速なまん延により、国民の生命及び健康に重大な影響を与えるおそれがあると認められるものをいう。

インフルエンザウイルスの元々の宿主はカモやアヒル等の水鳥だが、インフルエンザウイルスの中でも、特にA型ウイルスには多くの種類があり、他の鳥類や哺乳類の間で感染伝播（ぱ）する間に変化し、その一部がヒトの間で流行するインフルエンザとなることがある。

新型インフルエンザも、対策の根幹は通常の季節性インフルエンザの対策の延長にある。すなわち、インフルエンザ対策としての飛沫（まつ）感染対策、接触感染対策を日常からきちんと行うことであり、また、新型インフルエンザ用のワクチンが接種可能となった場合には速やかに接種を行うことが基本となる。平常時から季節性インフルエンザの対策に努めることが、実際に新型インフルエンザあるいはその他の感染症が発生した場合に、児童生徒等や教職員、及びその家族等の健康を守ることにつながっていく。

2．第二種の感染症

空気感染又は飛沫（まつ）感染するもので、児童生徒等の罹（り）患が多く、学校において流行を広げる可能性が高い感染症を規定している。出席停止の期間の基準は、感染症ごとに個別に定められている。ただし、病状により学校医その他の医師において感染のおそれがないと認めたときは、この限りではない。

1）インフルエンザ 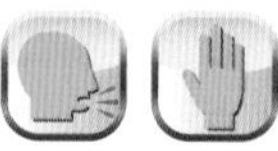
（特定鳥インフルエンザ及び新型インフルエンザ等感染症を除く。）

急激に発症し、流行は爆発的で短期間内に広がる感染症である。規模はいろいろだが、毎年流行している。しばしば変異（型変わり）を繰り返してきた歴史があり、今後とも注意を要する。合併症として、肺炎、脳症、中耳炎、心筋炎、筋炎等がある。特に幼児、高齢者等が重症になりやすい。

毎年12月頃から翌年３月頃にかけて流行する。Ａ型もＢ型も大規模な全国流行を起こすことがある。流行の期間は比較的短く、一つの地域内では発生から３週間以内にピークに達し、ピーク後３－４週間で終息することが多い。

新型コロナウイルス感染症のパンデミックに対する人流抑制を伴う感染対策がとられた令和２（2020）/令和３（2021）シーズン、令和３（2021）/令和４（2022）シーズンは国内でインフルエンザの流行が見られなかった。これに伴って、当該２シーズンはインフルエンザウイルス脳症の報告数もそれぞれ０例、１例と大きく減少した。一方で令和４（2022）/令和５（2023）シーズンは令和５（2023）年第６週をピークに３シーズンぶりに流行し、その後も終息することなく翌シーズン（令和５（2023）/令和６（2024）シーズン）に移行し、平成21（2009）年以降初めて10月中から流行を認めている（令和６（2024）年１月時点）。

病　原　体	インフルエンザウイルスＡ（Ｈ３Ｎ２）（Ａ香港型）、Ｂ型のほか、2009年に世界的流行（パンデミック）を起こしたＡ（Ｈ１Ｎ１）pdm09。
潜伏期間	平均２日（１－４日）
感染経路・感染期間	飛沫（まつ）感染。接触感染もある。感染期間は発熱１日前から３日目をピークとし７日目頃まで。しかし低年齢の場合、長引くという報告がある。
症状・予後	悪寒、頭痛、高熱（39－40℃）で発症。頭痛とともに咳（せき）、鼻汁で始まる場合もある。全身症状は倦（けん）怠感、頭痛、腰痛、筋肉痛等。呼吸器症状は咽頭痛、咳（せき）、鼻汁、鼻づまり等。消化器症状が出現することもあり、嘔（おう）吐、下痢、腹痛がみられる。脳症を併発した場合は、けいれんや意識障害を来し、死に至ることや、後遺症を残すこともある。また、異常行動や異常言動が見られることがあるほか、まれにアスピリンとの併用によってライ症候群を併発することがある。

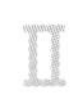
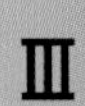
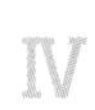

診断	鼻咽頭ぬぐい液を用いた抗原の迅速診断キットがあり、発症翌日が最も検出率に優れているが、それでも偽陰性（インフルエンザであっても検査上は陰性になること）を示すこともある。
治療	抗インフルエンザウイルス薬（オセルタミビル、ザナミビル、ラニナミビル、ペラミビル等）を発症48時間以内に投与すると解熱までの期間短縮が期待できる。アスピリンやジクロフェナクナトリウム、メフェナム酸等の解熱剤の使用は、脳症の重症化に関係する可能性があり、解熱剤を使用するのであればアセトアミノフェンが選択される。
予防法・ワクチン	一般的な飛沫感染対策（マスク、手洗い等）に加えて、インフルエンザワクチンの接種が有効。小児では任意接種であり生後６か月から接種可能。小児においても統計学的に有意な予防効果が認められる。特に、インフルエンザ罹患時にハイリスクとなる基礎疾患を持つ人への接種が勧められている。また、流行時には臨時休業も流行の拡大予防あるいは低下に有効。
感染拡大予防法	流行期に発熱と呼吸器症状が生じた場合は欠席し、安静と栄養をとるとともに、症状に応じて受診を促す。罹患者は飛沫を介して感染を拡大しないように、外出を控え、必要に応じてマスクをする。
登校（園）基準	発症した後（発熱の翌日を１日目として）５日を経過し、かつ解熱した後２日を経過するまで出席停止とする（幼児にあっては、発症した後５日を経過し、かつ解熱した後３日を経過するまで）。 抗ウイルス薬によって早期に解熱した場合も感染力は残るため、発症した後５日を経過するまでは出席停止である。

2）百日咳

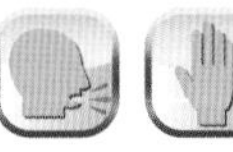

コンコンと連続して咳き込んだ後、ヒューという笛を吹くような音を立てて急いで息を吸うような、特有な咳発作が特徴で、本症状は長期にわたって続く。生後３か月未満の乳児では呼吸ができなくなる発作（無呼吸発作）、脳症等の合併症も起こりやすく、命に関わることがある。１年を通じて存在する病気であるが春から夏にかけて多い。従来は乳幼児期での発症が多かったが、最近は５－15歳の小児や成人の発症も多いことが知られるようになってきている。

病原体	百日咳菌
潜伏期間	主に７－10日（５－21日）
感染経路・感染期間	飛沫感染、接触感染。感染期間は咳が出現してから４週目頃まで。ただし適切な抗菌薬療法開始後５日程度で感染力は著しく弱くなる。
症状・予後	病初期から、連続して止まらない咳が特徴で、発熱することは少ない。夜間に咳がひどくなる。年齢が低いほど症状は重く、前述の特徴的な咳が出始め、咳のために眠れなかったり、顔がむくんだりする。回復するのに２－３週間から数か月もかかることがある。なお、幼児期後半以降の罹患では症状は軽くなり、小学生以上になると、咳の症状がなかなかとれない風邪と思われることも少なくない。
診断	臨床症状から疑い、検査をもって確定診断される。平成30（2018）年１月から百日咳は、全数把握疾患となり、小児のみならず成人についても、検査で確定診断された場合は、届出の対象となった。抗原定性検査やPCR法等の新しい検査を実施した場合にも、届出の対象となっている。
治療	抗菌薬
予防法・ワクチン	乳幼児期に定期予防接種。生後２－90か月未満に原則、百日咳ジフテリア破傷風不活化ポリオワクチン（４種混合ワクチン）を４回接種。標準的には、生後２－12か月に３回接種し、１年から１年半後に１回追加接種。
登校（園）基準	特有の咳が消失するまで又は５日間の適切な抗菌薬療法が終了するまで出席停止とする。

3）麻しん

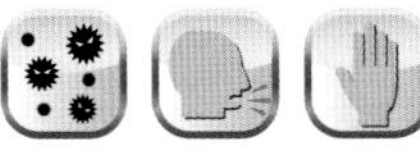

発熱、咳や鼻水等の呼吸器症状と眼球結膜の充血、眼脂（目やに）、特有な発しんの出る感染力の強い感染症である。肺炎、中耳炎、喉頭炎（クループ：喉の奥が腫れ、特徴的な犬が吠えるような咳や呼吸困難がみられる）、脳炎等を合併することがある。ごくまれに罹患から数年後に発症する亜急性硬化性全脳炎（SSPE：subacute sclerosing panencephalitis）といわれる致死的な脳炎の原因になることがある。免疫がなければ、乳幼児に限らず罹患の危険性がある。WHOは世界からの麻しん排除を目指しており、日本は平成27（2015）年３月に麻しん排除が認定された。その後は海外からの輸入例を発端に、地域的な集団発生が時折みられている。

病原体	麻しんウイルス
潜伏期間	主に８－12日（７－21日）
感染経路・感染期間	空気感染、飛沫感染、接触感染。 感染期間は発熱出現前日から解熱後３日を経過するまで。感染力が最も強いのは、発しん出現前の数日間（咳や鼻水、眼球結膜の充血等が見られるカタル期）。
症状・予後	典型例では、臨床的に、カタル期、発しん期、回復期に分けられる。カタル期には眼が充血し、涙や眼脂（目やに）が多くなる、咳、鼻水等の症状と発熱がみられ、口内の頬粘膜にコプリック斑という特徴的な白い斑点（粘膜疹）が見られるのが診断のポイントである。熱が一旦下がりかけ、再び高熱が出てきたときに赤い発しんが生じて発しん期になる。発しんは耳の後ろから顔面にかけて出始め、身体全体に広がる。赤い発しんが消えた後に褐色の色素沈着が残るのが特徴である。発熱は発しん出現後３－４日持続し、通常７－９日の経過で回復するが、重症な経過をとることもあり、急性脳炎は発症1,000人に１－２人の頻度で生じ、脳炎や肺炎を合併すると生命の危険や後遺症のおそれもある。また近年では、非典型的で軽症の経過を示す修飾麻しん症例が多い。
診断	麻しんと臨床診断した医師は直ちに管轄の保健所に届出を行うこととなっており、保健所を通して、地方衛生研究所等で血液、咽頭ぬぐい液、尿から麻しんウイルスあるいは麻しんウイルス遺伝子の検出（PCR法）を全例に実施する。麻しん特異的IｇM抗体検査は発しん出現後４日目以降でないと陽性にならないことが多い。急性期と回復期のペアで麻しんウイルスに対するIgG抗体価の有意な上昇により診断する場合もある。なお、修飾麻しんの場合は、急性期から麻しんウイルス特異的IgG抗体価は著明高値となり、麻しんウイルス特異的IgM抗体は陰性のことが多い。典型的な麻しんに比べて検出される麻しんウイルスの量は少なく、検出期間も短い。
治療	一般的には有効な治療薬はなく、対症療法が行われる。

予防法・ワクチン	原則、麻しん風しん混合（MR）生ワクチンを用いて、１歳時に第１期の定期接種、小学校入学前１年間（６歳になる年度：年長組）に第２期の定期接種（平成18（2006）年度から２回接種）。初回接種後７－10日頃に約20％で発熱、約10％で発しんがみられることがある。麻しん含有ワクチンの副反応としての急性脳炎の発症は自然感染より低く、100万回接種に１人以下とされる。 空気感染するため、学校等の集団の場では、１名が発症した場合、速やかに発症者周辺の児童生徒、教職員等の予防接種歴・罹（り）患歴を確認し、迅速に感染拡大防止策をとる。未接種あるいは１回接種、接種歴不明の場合、患者との接触後、72時間以内であればワクチンにて発症の阻止、あるいは症状の軽減が期待できる。72時間以上過ぎていた場合であっても、感染を免れている可能性が否定できない場合は、緊急ワクチン接種を考慮する。ワクチン接種不適当者の場合は、６日以内であれば免疫グロブリン製剤の投与にて症状の軽減が期待できるが、血液製剤であることに考慮する必要がある。
登校（園）基準	解熱した後３日を経過するまでは出席停止とする。

【参考】学校における麻しん対策

○学校における麻しん対策ガイドライン第二版

平成19（2007）年に、麻しんの全国流行が発生し、多数の大学や高等学校が麻しんによる休校となった。これを受けて、「麻しんに関する特定感染症予防指針」が告示され、これに基づき、平成20（2008）年３月に国立感染症研究所感染症情報センターは「学校における麻しん対策ガイドライン」（監修：文部科学省・厚生労働省）を作成した。

その後の国を挙げた麻しん対策の成果により、日本はWHO西太平洋地域事務局により麻しん排除の認定を受けた（平成27（2015）年３月27日）。作成から10年が経過し、学校における麻しん対策のあり方も改訂が必要と考えられたことから、平成30（2018）年２月に、「学校における麻しん対策ガイドライン第二版」（作成：国立感染症研究所感染症疫学センター、監修：文部科学省・厚生労働省）が作成され、国立感染症研究所のウェブサイトに公表されているので参照されたい。

○麻しん排除認定後の麻しん発生動向

平成19（2007）年に、平成20（2008）年にも予防接種未接種、１回接種あるいは接種歴不明の10−20代を中心とした大規模な全国流行が発生したが、その後は激減し、平成27（2015）年３月に麻しん排除認定に至った。その後は海外からの輸入例を発端とした国際空港内の事業所、保育所、医療機関、自動車教習所、企業等における集団発生が発生し、平成30（2018）−令和元（2019）年には２年間で麻しん患者報告数が1,000人を超えた。令和２（2020）年以降、新型コロナウイルス感染症の流行下で海外との往来が大きく減少し、麻しん患者報告数は各年10人以下で推移したが、令和５（2023）年以降、再び輸入例および輸入例を発端とした集団発生の増加に注意が必要である。

海外には、麻しんが流行している国がまだ多数存在するため、渡航前に罹患歴・予防接種歴を確認し、必要回数である２回の予防接種を受けた記録がない場合は、渡航前に麻しん風しん混合（MR）ワクチンの接種を受けておくことが大切である。

○麻しんが発生したら（詳細は上記ガイドライン参照）

麻しんは空気感染する感染症であり、脳炎や肺炎等を合併すると生命の危険や後遺症を残すおそれがある。手洗いやマスクでは空気感染は予防できないので、１名でも患者が発生したらすぐに対応について検討する必要がある。

児童生徒、教職員等が麻しんであったと連絡を受けた場合は、まず学校内で情報共有し、学校は速やかに学校の設置者（教育委員会）や学校医等に、学校の設置者（教育委員会）は保健所に連絡する。感染拡大防止策を策定・決定し実施する（情報収集、情報提供、出席停止、臨時休業、学校行事の延期等）。予防接種歴・罹患歴を把握した上で、未接種・未罹患の者に対しては緊急のワクチン接種も考慮されるため、迅速に予防接種歴・罹患歴が把握できるような体制の構築が望まれる。

4）流行性耳下腺炎（おたふくかぜ）

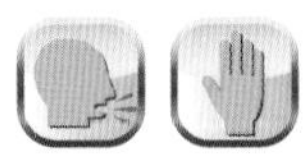

耳下腺等の唾液腺が急に腫れてくることを特徴とする感染症である。合併症としては無菌性髄膜炎が多く、また不可逆的な難聴の原因としても注意すべき疾患である。思春期以降の罹患では精巣炎、卵巣炎等の合併がある。春から夏にかけて発生が多い。幼児や児童に好発し、保育所、幼稚園、小学校での流行が多い。

病原体	ムンプスウイルス
潜伏期間	主に16−18日（12−25日）
感染経路・感染期間	飛沫感染、接触感染。 耳下腺等の唾液腺が腫脹する１－２日前から腫脹５日後までが最もウイルス排出量が多く、他への感染の可能性が高い。
症状・予後	全身の感染症だが耳下腺の腫脹が主症状で、顎下腺や舌下腺等も腫れる。腫れは２－３日でピークに達し、３－７日間、長くても10日間で消える。痛みを伴い、酸っぱいものを飲食すると強くなる。また、約100人に１人が無菌性髄膜炎を、500−1,000人に１人が不可逆性の難聴（片側性が多いが、時に両側性）を、3,000−5,000人に１人が急性脳炎を併発する。急性膵炎を合併することもある。思春期以降では、精巣炎の合併が多い。
診断	臨床症状により診断されるが、確定のためには血液の抗体検査、ウイルス遺伝子診断、ウイルスの分離等が行われる。
治療	有効な治療薬はなく、対症療法が行われる。
予防法・ワクチン	ワクチンによる予防が可能。ワクチンによる無菌性髄膜炎は従来、2,000−3,000人に１人と言われていたが、近年その報告頻度は低く１－２万人に１人程度になっている。急性脳炎の発症率は約25万人に１人と、自然感染時に比べ低い。 飛沫感染、接触感染として一般の予防法を励行するが、不顕性感染があり、発症者の隔離だけでは流行を阻止することはできない。
登校（園）基準	耳下腺、顎下腺又は舌下腺の腫脹が発現した後５日を経過し、かつ全身状態が良好になるまで出席停止とする。

【参考】 流行性耳下腺炎と難聴

流行性耳下腺炎で注意すべき合併症の一つに難聴がある。幼い年齢の場合、難聴があることを自覚しにくく、また聞こえにくさを訴えることもないため保護者も気付かずに過ごし、就学時の健康診断で初めて気付かれる事例がある。頻度は決して稀ではない。有効な治療はほとんどなく、気付いた時には症状が固定していることが多い。多くは片側の難聴であるが、両側性のこともあり、補聴器や人工内耳等の聴覚補償が必要となることがある。予防接種の重要性が改めて指摘されている。

5）風しん 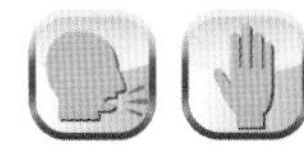

　淡紅(こう)色の発しん、発熱、耳後部－頚(けい)部のリンパ節の腫脹(ちょう)と圧痛を訴える感染症である。脳炎、血小板減少性紫斑病、関節炎等の合併症がみられることがあり、妊娠20週頃まで（特に妊娠早期）の妊婦が風しんウイルスに感染すると胎児にも感染し、出生児の眼、耳、心臓に先天異常を認める先天性風しん症候群を発症する可能性がある。春から夏にかけての流行が多いが、秋から冬にかけてみられることもある。平成24（2012）－平成25（2013）年にかけて風しんの全国流行が発生し、ワクチン未接種の成人男性を中心として16,000人以上が発症した。流行期間中に妊婦の感染も報告されており、その結果として先天性風しん症候群の発生が45人報告された。

病　原　体	風しんウイルス
潜伏期間	主に16－18日（14－23日）
感染経路・感染期間	飛沫(まつ)感染、接触感染。 ウイルスの排出は、発しん出現７日前から出現後７日目頃まで認められるが、臨床症状が軽快した後ウイルス排出量は著減する。
症状・予後	発熱と同時に発しんに気付く疾患。発熱は麻しんほど顕著ではないが、淡紅(こう)色の発しんが全身に出現する。３－５日で消えて治ることが多い。発しんが消えた後は麻しんのような色素沈着は残さない。リンパ節の腫れは頚(けい)部、耳の後ろの部分にみられ、圧痛を伴う。発熱は一般に軽度で、気付かないこともある。3,000人に１人の頻度で血小板減少性紫斑病を、6,000人に１人の頻度で急性脳炎を合併する。妊娠20週頃まで（特に、妊娠早期）の妊婦の感染により、胎児にも感染し、出生児が脳、耳、眼、心臓の異常や精神運動発達遅滞を有する先天性風しん症候群を発症することがある。
診　　断	平成30（2018）年１月から風しんと臨床診断した場合、直ちに管轄の保健所に届け出るとともに、全例の検査診断（血液、咽頭ぬぐい液、尿から風しんウイルス、風しんウイルス遺伝子の検出（PCR法））を実施することになった。血液でのIgM抗体検査は発しん出現後４日目以降に行う。
治　　療	有効な治療薬はなく、対症療法が行われる。
予防法・ワクチン	原則、麻しん風しん混合（MR）ワクチンを用いて、１歳時に第１期の定期接種、小学校入学前１年間（６歳になる年度：年長組）に第２期の定期接種（平成18（2006）年度から２回接種）。飛沫(まつ)感染、接触感染として一般の予防方法を励行する。
登校（園）基準	発しんが消失するまで出席停止とする。

【参考】　近年の風しん発生動向

近年報告される風しん患者の大半は成人で、特に風しん含有ワクチン接種の機会がなかった30－50代の男性に多い。平成24（2012）－平成25（2013）年に発生した全国流行では、風しん患者報告数は16,000人以上に及んだ。その約９割が成人で、男性患者数は女性患者数の約３倍であった。また、この流行の影響で妊婦が風しんウイルスに感染し、その後出生した45人が先天性風しん症候群と診断されている。そして、平成30（2018）－令和元（2019）年にかけて再び成人男性を中心とした全国流行が発生し、風しん患者報告数は5,000人を超えた。

海外には風しんが流行している地域がまだ多数残されており、渡航前のワクチンが重要である。また、麻しんと風しんは共に対策をとるべき疾患であり、接種するワクチンは麻しん風しん混合（MR）ワクチンが推奨される。

「風しんに関する特定感染症予防指針」に基づき、早期に先天性風しん症候群の発生をなくすとともに、令和２（2020）年度までに風しんを排除することが目標とされている。平成25（2013）年の流行後も、30代後半－50代の男性には風しんに対する免疫を持たない人が多数残っており、これらの人々が風しんに対する免疫を獲得しなければ、同様の全国流行が発生することが危惧される。これに対し、平成31（2019）年２月－令和６（2024）年３月末までの時限措置として、これまで風しんワクチンの定期接種機会のなかった昭和37（1962）年４月２日－昭和54（1979）年４月１日生まれ（令和５（2023）年４月１日現在44－61歳）の男性を対象に、風しん抗体価測定を前置し、低抗体価の場合は麻しん風しん混合ワクチン（MRワクチン）を定期接種として公費で接種可能となる制度が設けられた（風しん第５期定期接種）。なお、風しん第５期定期接種対象者に限らず、児童生徒等はもちろんのこと、教職員においても、風しんにかかったことがなく、かつ必要回数である２回の予防接種を受けていない場合は、任意接種として麻しん風しん混合ワクチン（MRワクチン）の接種を受けておくことが推奨される。

6）水痘（みずぼうそう）

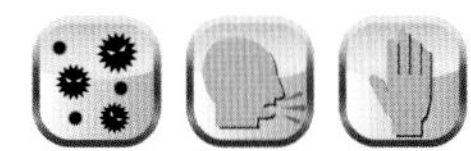

紅斑、丘疹、水疱、膿疱、かさぶたの順に進行する発しんが出現し、同時に各病期の発しんが混在する感染性の強い感染症である。特に、免疫抑制状態の患者、成人が発症すると重症で、時に命に関わることがある。また、肺炎、脳炎、肝炎、ライ症候群（急性脳症）等を合併することもある。

病原体	水痘・帯状疱疹ウイルス
潜伏期間	主に14－16日
感染経路・感染期間	空気感染、飛沫感染、接触感染。水疱中には多量のウイルスが存在する。かさぶたからウイルス遺伝子は検出されるが、感染性のあるウイルスはいない。 感染期間は発しん出現１－２日前から、全ての発しんが痂皮（かさぶた）化するまで。
症状・予後	発しんは体と首のあたりから顔面に生じやすく、発熱を認めることが多い。発しんは紅斑、水疱、膿疱、かさぶたの順に変化する。かゆみや疼痛を訴えることもある。まれに脳炎やアスピリンとの併用によってライ症候群を併発する場合や、白血病や免疫抑制治療を受けている小児では、重症化して死に至ることもある。また妊婦の感染によって、出生児に先天性水痘症候群という先天異常や致死的な重症水痘が生じることもある。日本では年間約100万人が水痘にかかり、約4,000人が重症化から入院し、約20人が死亡していたが、平成26（2014）年10月から小児（接種対象：生後12か月以上36か月未満、接種回数：３か月以上あけて２回接種）の定期予防接種対象疾患に導入され、患者数は激減している。
診断	臨床症状により診断されるが、確定のためには血液での抗体検査、ウイルス遺伝子診断、ウイルスの分離等を行う。
治療	抗ウイルス薬（アシクロビル、バラシクロビル）
予防法・ワクチン	ワクチンによる予防が可能。平成26（2014）年10月から定期接種へ導入された。対象年齢は１－２歳で３か月以上（標準的には６－12か月）あけて２回の接種を行う。 空気感染のため、学校等の集団の場では、１名発症した場合、速やかに発症者周辺の児童等の罹患歴・予防接種歴の確認が望ましい。患者との接触後、72時間以内であればワクチンにて発症の阻止、あるいは症状の軽減が期待できる。
登校（園）基準	全ての発しんが痂皮化するまで（かさぶたになるまで）出席停止とする。

7）咽頭結膜熱

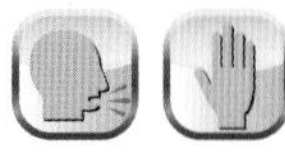

発熱、結膜炎、咽頭炎を主症状とする感染症である。プール熱ともいわれるが、プールのみで感染するものではなく、飛沫・接触で感染する。夏期に多く、幼児や児童に好発する。

病原体	アデノウイルス
潜伏期間	2－14日
感染経路・感染期間	飛沫感染、接触感染。塩素消毒が不十分なプールでの目の結膜からの感染もある。 ウイルス排出は初期数日が最も多いが、その後、便からは数か月排出が続くこともある。
症状・予後	高熱（39－40℃）、咽頭痛、頭痛、食欲不振を訴え、これらの症状が3－7日間続く。咽頭発赤、頸部・後頭部リンパ節の腫脹と圧痛を認めることもある。眼の症状としては、結膜充血、流涙、まぶしがる、眼脂（目やに）、耳前リンパ節腫脹等がある。
診断	臨床診断よりなされる。アデノウイルス抗原の迅速診断キットもある。確定のためには、ウイルス遺伝子診断、ウイルスの分離等を行う。
治療	有効な治療薬はなく、対症療法が行われる。
予防法・ワクチン	飛沫感染、接触感染として、手洗い、プール前後のシャワーの励行、タオルを共用しない等の一般的な予防法が大切である。ワクチンはない。
登校（園）基準	発熱、咽頭炎、結膜炎等の主要症状が消退した後2日を経過するまで出席停止とする。

【参考】 プール熱とは？

咽頭結膜熱はアデノウイルスがプールの水を媒介として感染することがあるので、プール熱ともいわれる。プール熱という用語は俗称で医学用語ではない。一方、咽頭結膜熱は、プールのみに限らず、飛沫や接触で感染するものであることに加え、アデノウイルスによる流行性角結膜炎、エンテロウイルスによる急性出血性結膜炎等もプールの水を介して感染することを踏まえると、咽頭結膜熱をプール熱と称するのはふさわしくないといえる。

学校環境衛生基準では、水泳プールの遊離残留塩素濃度は、0.4mg/L以上、1.0mg/L以下が望ましいとしている。塩素はウイルスを含め微生物を消毒する目的で使用するが、塩素濃度は変動しやすく微生物が死滅しているとはいえない。プールの塩素濃度が遵守されるよう十分な管理を望むとともに、プールでのゴーグル使用は感染予防上推奨される。

8）新型コロナウイルス感染症 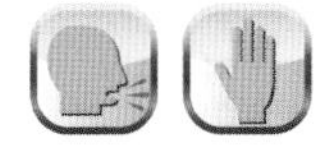

（病原体がベータコロナウイルス属のコロナウイルス（令和二年一月に、中華人民共和国から世界保健機関に対して、人に伝染する能力を有することが新たに報告されたものに限る。）であるものに限る。）

新型コロナウイルス（SARS-CoV-２）による、発熱、咳、全身倦怠感等の症状を呈する急性呼吸器感染症であり、COVID－19とも呼ばれる。

令和元（2019）年12月に中国で発生した原因不明の肺炎は，新型コロナウイルス（SARS-CoV-２）が原因であることが判明し、その後、ヒトーヒト感染によって世界的に流行した。日本国内においても、令和２（2020）年１月に初めて患者が報告された後、一年を通じて複数回の流行を認める。

病　原　体	新型コロナウイルス（SARS-CoV-２）
潜伏期間	2－７日（中央値は２－３日）
感染経路・感染期間	飛沫感染。接触感染。発症前から感染力をもち、発症後３日間はウイルスの平均的な排出量が非常に多い一方で、５日間経過後は大きく減少することから、発症後５日間が他人に感染させるリスクが高いことに注意する。
症状・予後	主な症状は、発熱、咳、全身倦怠感等の感冒様症状であり、頭痛、下痢、味覚異常、嗅覚異常等の症状がみられることもある一方で、無症状のまま経過することもある。 小児では一般的に軽症なことが多いものの、重篤な基礎疾患を認める場合には重症化に注意する必要がある。なお、基礎疾患のない小児にも、熱性けいれんやクループ等による入院例が見られたほか、まれながら重症例、死亡例も報告されている。 ほとんどの場合、時間経過とともに症状が改善するが、一部で長引く症状（罹患後症状）が残る場合がある。
診　　断	症状や、鼻咽頭ぬぐい液等を用いた核酸検出検査（PCR法等）もしくは抗原検査（定性、定量）の結果等により診断される。
治　　療	軽症の場合は経過観察のみで自然に軽快することが多く、必要に応じて解熱薬等の対症療法を行う。また、重症化リスクや症状の程度によっては抗ウイルス薬も用いられる。
予防法・ワクチン	基本的感染対策として、咳エチケット、手洗い等により手指を清潔に保つこと、換気を行うことが挙げられる。また、発熱等の普段と異なる症状がある場合には、無理をせずに、自宅で休養することも重要である。 さらに、ワクチン接種も新型コロナウイルス感染症の発症や重症化の予防等の効果が期待されている。
登校（園）基準	発症した後５日を経過し、かつ、症状が軽快した（解熱薬を使用せずに解熱し、かつ、呼吸器症状が改善傾向にある）後１日を経過するまで出席停止とする。

【参考】 新型コロナウイルス感染症における出席停止の期間の考え方

○　新型コロナウイルス感染症にかかる出席停止の期間の基準については、「発症した後五日を経過し、かつ、症状が軽快した後一日を経過するまで」とされている。

○　「発症した後五日を経過」や「症状が軽快した後一日を経過」については、発症した日や症状が軽快した日の翌日から起算する。

○　「症状が軽快」とは、解熱剤を使用せずに解熱し、かつ、呼吸器症状が改善傾向にあることを指す。

○　出席停止解除後、発症から10日を経過するまでは、当該児童生徒に対してマスクの着用が推奨される。その際、児童生徒等の間で感染の有無やマスクの着用の有無によって差別・偏見等がないよう、適切に指導を行うことが重要である。

○　施行規則第 19 条第２号のただし書の規定により、同号で示す基準より出席停止の期間を短縮することは、新型コロナウイルス感染症においては、基本的に想定されない。

参考：学校保健安全法施行規則の一部を改正する省令の施行について（通知）（令和５年４月28日　文部科学省初等中等教育局長通知）

例）水曜日に発症し、発症した後５日を経過し、第４日（４日目）に症状が軽快した場合

水曜日（０日目）	木曜日（１日目）	金曜日（２日目）	土曜日（３日目）	日曜日（４日目）	月曜日（５日目）	火曜日（６日目）
発症				症状軽快	（症状軽快後１日）	登校（園）可能 ● 日曜日（４日目）以前に症状軽快の場合、火曜日（６日目）から登校（園）可能 ● 月曜日（５日目）に症状軽快の場合、水曜日（７日目）から登校（園）可能

発症した後５日を経過

9）結核 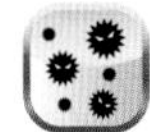

全身の感染症であるが、肺に病変を起こすことが多い感染症である。小児、特に乳幼児では家族内感染が多く、また大部分が初感染結核である。予防接種の効果や治療法の進歩で死亡率は低くなったが、結核は決して過去の病気ではなく、学校における集団感染の可能性等を含め、依然として重要な感染症である。なお、学校・幼稚園・保育所等での集団感染の初発例が教職員等の成人であることも多く、教職員の健康管理は重要である。

病　原　体	結核菌
潜伏期間	2年以内、特に6か月以内に多い。感染後、数十年後に症状が出現することもある。
感染経路・感染期間	主として感染性の患者からの空気感染（飛沫核感染）。喀痰の塗抹検査で陽性の間は感染力が強い。
症状・予後	結核菌が気道から肺に入って、肺に小さな初感染病巣ができれば初感染が成立したとされるが、発病に至らない場合も多い。 **【潜在性結核感染症】** 結核の感染を受けたが発病しておらず、無症状であるものの、活動性結核への進展を防ぐための治療が必要な場合を潜在性結核感染症という。 **【肺結核】** 初感染に引き続き、肺病変や肺門リンパ節腫脹がみられる。初感染病巣から気管・気管支を通って他の肺の部分に広がり、病巣が形成される。症状は咳、痰、微熱、倦怠感、進行すると、発熱、寝汗、血痰、呼吸困難等。 **【肺外結核】** 結核菌がリンパ行性、血行性に転移することによって、胸膜、頸部リンパ節、咽頭・喉頭、腸、尿路、骨・関節、皮膚、生殖器、中耳、眼等体内のあらゆる臓器に病変を形成することがあり、病変が形成された部位に応じた症状が発現する。典型的なものとして以下の粟粒結核、結核性髄膜炎がある。 **【粟粒結核】** リンパ節等の病変が進行して菌が血液を介して散布されると、感染は全身に及び、肺では粟粒様の多数の小病変が生じる。症状は発熱、咳、呼吸困難、チアノーゼ等。乳幼児や免疫が低下した場合に多くみられる重症型。 **【結核性髄膜炎】** 結核菌が血行性に脳･脊髄を覆う髄膜に到達して発病する重症型。高熱、頭痛、嘔吐、意識障害、けいれん等の症状があり、後遺症をのこすおそれや死亡例もある。

診断	感染の診断には、ツベルクリン反応やインターフェロンγ産生能試験（IGRA; Interferon Gamma Release Assay）を実施する。IGRAには、クォンティフェロン®とT-スポット®TBの２種類がある。これらの検査では結核が発病しているか否かは判別できない。活動性結核の診断には胸部X線検査や菌検査（塗抹検査、培養検査、核酸増幅法検査）を行う。
治療	抗結核薬
予防法・ワクチン	BCGワクチン。乳児期に定期接種。結核性髄膜炎や粟粒結核等の重症結核の発症予防、重症化予防になる。
登校（園）基準	病状により学校医その他の医師において感染のおそれがないと認められるまで（目安として、異なった日の喀痰の塗抹検査の結果が連続して３回陰性となるまで）出席停止とする。それ以降は、抗結核薬による治療中であっても登校（園）は可能。なお、潜在性結核感染症の治療は、出席停止に該当しない。

【参考】　児童生徒等の健康診断と結核

○　健康診断では、事前に次の６つの事項について確認する。

①本人の罹患歴

本人の罹患歴			事後措置（学校として必要な対応）
なし			対応不要
ありだが、治癒している	治療終了から２年以上経過		経過観察
	治療終了から２年未満	医療機関や保健所に通っている	経過観察
		医療機関や保健所に通っていない	保健所に相談するように指導

②本人の潜在性結核治療歴（予防投薬歴）

本人の潜在性結核治療歴（予防投薬歴）			事後措置（学校として必要な対応）
なし			対応不要
あり	保健所から経過観察不要（終了）と言われた		対応不要
	保健所から経過観察不要（終了）と言われていない	医療機関や保健所に通っている	経過観察
		医療機関や保健所に通っていない	保健所に相談するように指導

③家族等の結核罹患歴

家族等の結核罹患歴		事後措置（学校として必要な対応）
なし		対応不要
あり	医療機関や保健所で接触者健診や指導が行われている	経過観察
	医療機関や保健所で接触者健診や指導が行われていない	保健所に相談するように指導

④結核高まん延国での居住歴

結核高まん延国での居住歴	事後措置（学校として必要な対応）
過去３年以内に結核高まん延国で６か月以上の滞在歴なし	対応不要
過去３年以内に結核高まん延国で６か月以上の滞在歴あり	入学時又は転入時に１回の精密検査（胸部Ｘ線検査等）の受検

⑤自覚症状（２週間以上続く咳・痰）

自覚症状（２週間以上続く咳・痰）		事後措置（学校として必要な対応）
なし		対応不要
あり	医療機関を受診済み	経過観察
	医療機関未受診	受診勧奨

⑥BCG接種歴

確認しておく。なお、成人においてBCGを接種する意義は明確ではない。

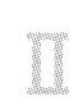

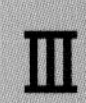

○　診察では、問診事項を確認し、触診、聴打診等により、精密検査の要否を判定する。

○　事後措置では、結果の通知（精密検査や受診勧奨）、学校の設置者（教育委員会）への精密検査対象者の報告、個別・集団の保健指導、管理の必要な者への保健指導・健康管理を行う。

○　精密検査としてIGRA（※）を選択するかどうかについて一定の見解は得られていない。患者が発生した後の接触者健診の結果としてIGRA陽性であった場合には、発症リスクが高いので、可能な限り潜在性結核感染症治療を行うべきと考えられている。一方、結核高まん延国の中では小児の罹患率はそれほど高くないこともあり、患者との接触がない者においてIGRA陽性となった場合、過剰な治療を強いることを避けるため治療の実施は慎重であるべきとの考え方もある。

（※）IGRAは結核に感染しているか否かを判別するための検査であるが、結果が陽性であっても結核の発病や感染性を示すわけではない。IGRA陽性者に対しては、活動性結核の発病を防ぐための治療（潜在性結核感染症治療）が開始されることもあるが、上述の入学時あるいは転入時の精密検査としてIGRAを実施することの是非については、まだ議論がある。

○　我が国において結核患者数が多い国に滞在する者のうち、我が国に中長期間在留を希望する者に対して、入国前に結核に罹患していないことの証明を求める入国前結核スクリーニングを導入する動きがある。詳細は、厚生労働省のホームページ等を確認されたい。

【参考】 結核高まん延国について

ＷＨＯが公表しているGlobal Tuberculosis reports等を踏まえ、ＷＨＯが示す結核の高負荷国（high-burden countries、[※1]）に、これらと同程度に結核の推定罹患率の高い国及び地域[（※2）]を加えたものを対象としている。なお、香港、マカオ、グアム島は便宜上、国に準じて取り扱っている。

○　ＷＨＯが令和３（2021）年から令和７（2025）年までの間に、高負荷国[（※1）]として取り扱うとされている国及び地域は、アゼルバイジャン共和国、アンゴラ共和国、インド、インドネシア共和国、ウガンダ共和国、ウクライナ、ウズベキスタン共和国、エスワティニ王国、エチオピア連邦民主共和国、カザフスタン共和国、ガボン共和国、カメルーン共和国、北朝鮮、ギニア共和国、ギニアビサウ共和国、キルギス共和国、ケニア共和国、コンゴ共和国、コンゴ民主共和国、ザンビア共和国、シエラレオネ共和国、ジンバブエ共和国、ソマリア連邦共和国、タイ王国、タジキスタン共和国、タンザニア連合共和国、中央アフリカ共和国、中華人民共和国、ナイジェリア連邦共和国、ナミビア共和国、ネパール、パキスタン・イスラム共和国、パプアニューギニア独立国、バングラデシュ人民共和国、フィリピン共和国、ブラジル連邦共和国、ベトナム社会主義共和国、ベラルーシ共和国、ペルー共和国、ボツワナ共和国、マラウイ共和国、南アフリカ共和国、ミャンマー連邦共和国、モザンビーク共和国、モルドバ共和国、モンゴル国、リベリア共和国、レソト王国、ロシア連邦である（49か国、五十音順）。

○　上記の高負荷国に加えて以下の国および地域を結核高まん延国[（※2）]として扱う：アフガニスタン・イスラム共和国、アルジェリア民主人民共和国、イエメン共和国、エクアドル共和国、エリトリア国、エルサルバドル共和国、ガーナ共和国、カーボベルデ共和国、ガイアナ共和国、ガンビア共和国、カンボジア王国、北マリアナ諸島、キリバス共和国、グアム、グリーンランド、コートジボワール共和国、サントメ・プリンシペ民主共和国、ジブチ共和国、ジョージア、スーダン共和国、スリランカ民主社会主義共和国、赤道ギニア共和国、セネガル共和国、ソロモン諸島、大韓民国、チャド共和国、ツバル、ナウル共和国、ニジェール共和国、ハイチ共和国、パラグアイ共和国、東ティモール民主共和国、フィジー共和国、ブータン王国、ブルキナファソ、ブルネイ・ダルサラーム国、ブルンジ共和国、ベナン共和国、ボリビア多民族国、香港、マーシャル諸島共和国、マカオ、マダガスカル共和国、マリ共和国、マレーシア、ミクロネシア連邦、南スーダン共和国、モーリタニア・イスラム共和国、モロッコ王国、ラオス人民民主共和国、リビア、ルーマニア、ルワンダ共和国（53か国、五十音順）

（※1）高負荷国について
平成31（2019）年時点の情報を基に、「結核患者」、「多剤耐性/リファンピシン耐性結核患者」及び「ＨＩＶ合併患者」の推定新規患者数の上位各20か国に加えて、それらの国以外でそれぞれの推定年間新規患者数が、「結核患者」にあっては10,000人以上、「多剤耐性結核患者」及び「ＨＩＶ合併患者」にあっては1,000人以上であって、それぞれの罹患率が高い上位各10か国で構成されている。

（※2）高負荷国以外の結核高まん延国について
「結核患者」の高負荷国30か国の中で、最も推定罹患率（人口10万対）が低い国（ブラジル：推定罹患率45.5）以上に推定罹患率が高い国を結核高まん延国として取り扱っている。

【参考】 結核発生時の対応について

○　結核が発生した場合には、診断した医師から直ちに保健所に届出が出され、保健所が感染症法に基づいて対策を行うこととなる。病状（感染性）に応じた対応を行うことになるので、学校は保健所と情報共有することが重要である。

○　学校で結核が発生した場合には、感染症法第17条、学校保健安全法第13条第２項に基づき、臨時の健康診断が検討されることとなる。

○　感染性のある結核患者と接触した者に対しては接触者健診が行われる。学校は、保健所で実施する健康診断等が円滑に進められるよう協力することが重要である。学校の設置者（教育委員会）、学校、学校医、保健所等が互いに報告・連絡・相談できる体制を整えておく。

○　空気感染する感染症ではあるが、麻しんとは異なり、結核では病状（感染性）等に応じた対応を行うことになるので、他の児童生徒等や保護者への情報提供については、関係者間でその範囲や内容の必要性を慎重に検討する。

○　接触者健診の結果や状況に応じて、潜在性結核治療（予防投薬）やその後の１－２年間の経過観察等が行われる。保健所との情報共有を行い、学校の設置者（教育委員会）や学校ごとに対応方針の大きな差異が生じないように注意する。

【参考】 結核に罹（り）患した児童生徒等への対応について

○　感染性がある（他人に感染を拡げる病状である）場合は入院で治療が行われる。感染性がない場合や、治療により感染性がなくなった場合には、外来通院で治療（複数の種類の薬を６か月以上内服する）が行われる。外来通院で治療を受けているということは、感染性がないということを意味するため、このような場合には特別な感染対策は必要ないと考えてよい。

○　結核治療においては、きちんと服薬を続けることが肝要である。服薬を途中でやめると、薬の効かない菌（耐性菌）が出来てしまうので、保健所では結核に罹（り）患した者の服薬支援を行っている。この服薬支援のための取組をDOTS（Directly Observed Treatment, Short-course※）といい、平成26（2014）年の感染症法改正を踏まえ、平成27（2015）年から保健所は学校等にDOTSを依頼できることとなった。保健所が個々の症例に対して服薬支援計画（例:直接目の前で服薬してもらう、残薬が減っていることを確認する、服薬したら連絡をもらう等）を立てるので、もし保健所から学校に依頼があった場合には、学校は保健所の服薬支援計画に従って、当該児童生徒等の服薬支援を行う。もし服薬がきちんとできていないと考えられる場合には、直ちに保健所に連絡をとり、保健所に対応してもらう必要がある。

※ DOTSは「必要に応じて服薬を直接監視することを含め、様々な支援方法を取り入れた包括的な服薬支援システム」とされている。

10）髄膜炎菌性髄膜炎 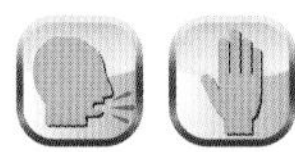

髄膜炎菌による細菌性髄膜炎で、発熱、頭痛、嘔吐（おう）を主症状とする感染症。乳幼児期、思春期及び40－70代に多い。抗菌薬の発達した現在においても、発症した場合は後遺症や死の危険性がある。アフリカ諸国等では流行的に、先進国でも散発的に発生する。日本でも、平成23（2011）年には高校生の寮で集団発生し、１名が死亡し、また、平成29（2017）年にも学生寮における集団発生で10代の学生１名が死亡した。これらのほか、職場の寮における集団発生や、平成27（2015）年には国内で開催された国際イベントにおいて複数名の感染者が発生した。

病原体	髄膜炎菌
潜伏期間	主に４日以内（１－10日）
感染経路・感染期間	飛沫（まつ）感染、接触感染。無脾（ひ）症や補体欠損等では重症化のリスクが高い。有効な治療を開始して24時間経過するまでは感染源となる。
症状・予後	発熱、頭痛、意識障害、嘔吐（おう）。時に劇症型感染症（ウォーターハウス・フリードリヒセン症候群: Waterhouse-Friderichsen症候群）があり、急速に進行する。致命率は10%、回復した場合でも10－20%に難聴、まひ、てんかん等の後遺症が残る。
診断	髄液培養、血液培養
治療	抗菌薬
予防法・ワクチン	平成27（2015）年から国内でも２歳以上で任意接種として４価髄膜炎菌ワクチン（血清型Ａ、Ｃ、Ｙ、Ｗ）が使用可能となった。 患者と、家庭内や学校・幼稚園等で接触、キス、歯ブラシや食事用具の共用による唾液の接触、同じ住居でしばしば寝食を共にした人は、患者が診断を受けた24時間以内に抗菌薬の予防投与を受けることが推奨される。
登校（園）基準	症状により学校医その他の医師において感染のおそれがないと認められるまで出席停止とする。

3．第三種の感染症

学校教育活動を通じ、学校において流行を広げる可能性がある感染症を規定している。出席停止期間の基準は、病状により学校医その他の医師において感染のおそれがないと認めるまでである。

1）コレラ

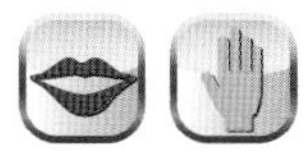

南アジア、東南アジア等からの帰国者に多く、乳幼児や高齢者、持病を持つ人が感染すると重症化し、死に至る場合もある。最近は、海外旅行歴のない発病者が時々みつかっている。

病原体	コレラ菌（コレラ毒素産生性のO（オー）１型血清群及びO（オー）139血清群）
潜伏期間	主に１－３日（数時間－５日）
感染経路	経口（糞（ふん）口）感染。汚染された水、食物、感染者の便等から感染。
症状・予後	突然激しい水様性下痢と嘔（おう）吐ではじまり、脱水を惹（じゃっ）起する。 診断は便の細菌培養による。菌が検出された場合は、地方衛生研究所でコレラ毒素あるいは毒素遺伝子の確認を行う。
予防法・ワクチン	流行地に渡航した場合は、生水や氷、生の魚介類、生野菜、カットフルーツ等の生鮮食品に注意を払う。海外渡航者に対してワクチンを接種することがあるが、国内では接種可能なワクチンがない。
登校（園）基準	治癒するまで出席停止が望ましい。なお、水質管理や手洗いの励行等の日頃の指導が重要。

2）細菌性赤痢

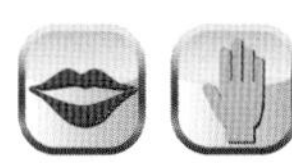

アジア諸国等からの帰国者に感染（旅行者下痢症）が多く、乳幼児や高齢者、持病を持つ人が感染すると重症化し、死に至る場合もある。平成23（2011）年には日本でも集団発生がみられ、また最近は、海外旅行歴のない発病者が時々見つかっている。平成26（2014）年、平成30（2018）年には国内の幼稚園、保育所で集団発生があった。

病原体	赤痢菌
潜伏期間	主に１－３日（１－７日）
感染経路	経口（糞（ふん）口）感染。感染者の便を感染源とする。

症状・予後	発熱、腹痛、しぶり腹、膿粘血便、下痢、嘔吐等が急激に現れる。
予防法・ワクチン	流行地へ渡航する場合は生水、氷、生の魚介類、生野菜、カットフルーツ等生鮮食品に注意を払う。ワクチンはない。
登校（園）基準	治癒するまで出席停止が望ましい。なお、水質管理や手洗いの励行等の日頃の指導が重要。

3）腸管出血性大腸菌感染症

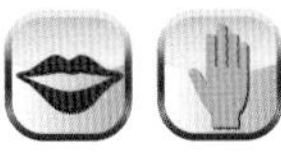

ベロ毒素を産生する腸管出血性大腸菌による感染症。全く症状のない人から、腹痛や血便を呈する人まで様々で、合併症として溶血性尿毒症症候群や脳症を併発し、時には死に至ることもある。日本では、平成９（1997）年に児童を中心とした広範な地域での集団感染や、平成23（2011）年に生肉（ユッケ）、平成24（2012）年に漬物を原因食とする、死亡例を伴う大規模な集団感染がみられており、毎年3,000－4,000例前後の発生が続いている。新型コロナウイルス感染症に対する感染対策で多くの感染症の報告数が減少した令和２（2020）－令和４（2022）年においても年間3,000例以上の発生が見られた。夏期に多発し、患者の約80％が15歳以下であり、小児と高齢者で重症化しやすい。

病原体	腸管出血性大腸菌（O157、O26、O111等の様々なベロ毒素産生性大腸菌）。熱に弱いが、低温条件には強く水の中では長期間生存する。少量の菌の感染でも腸管内で増殖し、その毒素によって発病する。
潜伏期間	10時間－６日
感染経路	接触感染、経口（糞口感染）。生肉等の飲食物から感染。少ない菌量（100個程度）でも感染する。 便中に菌が排出されている間は感染力がある。
症状・予後	水様下痢便、腹痛、血便。なお、乏尿や出血傾向、意識障害は、溶血性尿毒症症候群や急性脳症の合併を示唆する症状であり、このような場合は速やかに医療機関を受診する。 治療は、下痢、腹痛、脱水に対しては水分補給、補液等。また下痢止め薬の使用は毒素排出を阻害する可能性があるので使用しない。抗菌薬は時に症状を悪化させることもあり、慎重に使う等の方針が決められている。

予防法・ワクチン	手洗いの励行、消毒（トイレ等）、及び食品加熱。洗える食品は十分に洗うこと。特に小児では、発症した場合重症化につながりやすいので、牛に限らず、豚・鶏及びその他鳥獣の肉やレバー類の生食は避けるべきである。肉等を食べさせる場合は、中まで火が通り肉汁が透き通るまで調理する。加熱前の生肉等を調理したあとは、必ず手をよく洗う。生肉等の調理に使用したまな板や包丁は、そのまま生で食べる食材（野菜等）の調理に使用しないようにする。調理に使用した箸は、そのまま食べるときに使用しない。ワクチンはない。
登校（園）基準	有症状者の場合には、医師において感染のおそれがないと認められるまで出席停止とする。無症状病原体保有者の場合には、トイレでの排泄習慣が確立している５歳以上の小児は出席停止の必要はない。５歳未満の小児では２回以上連続で便培養が陰性になれば登校（園）してよい。手洗い等の一般的な予防法の励行で二次感染は防止できる。

4）腸チフス、パラチフス 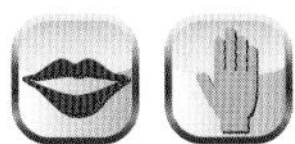

腸チフス：海外での感染が主であったが、平成25（2013）年の国内感染例の増加や平成26（2014）年の飲食店での食中毒等、国内感染が多く発生することもある。
パラチフス：アジア渡航歴のある人に多い。

病原体	腸チフス：チフス菌 パラチフス：パラチフスＡ菌
潜伏期間	腸チフス：７－14日（３－60日） パラチフス：１－10日
感染経路	経口（糞口）感染
症状・予後	持続する発熱、発しん（バラ疹）等で発病する。重症例では腸出血や腸穿孔がある。パラチフスは腸チフスより症状が軽いことが多い。 診断は便と血液の細菌培養による。胆のうへの感染が持続しキャリアとなる場合がある。
予防法・ワクチン	手洗いの励行、消毒（トイレ等）、及び食品加熱と食品を良く洗うこと。流行国では、生水、氷、生の魚貝類、生野菜、カットフルーツ等の飲食を避ける。海外渡航者にワクチンを投与することがあるが、国内では接種可能なワクチンがない。
登校（園）基準	治癒するまで出席停止が望ましい。トイレでの排泄習慣が確立している５歳以上の小児は出席停止の必要はない。５歳未満の小児では３回以上連続で便培養が陰性になれば登園してよい。

5）流行性角結膜炎 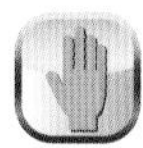

ウイルス性の角膜炎と結膜炎が合併する眼の感染症。感染力が極めて強い。

病原体	アデノウイルス
潜伏期間	2−14日
感染経路	接触感染。プール水、手指、タオル等を介して感染する。 ウイルス排出は初期の数日が最も多いが、その後、便からは数週間、長い場合は数か月にわたってウイルスの排出が続くこともある。
症状・予後	急性結膜炎の症状で、結膜充血、まぶたの腫脹（ちょう）、異物感、流涙、眼脂（目やに）、耳前リンパ節腫脹（ちょう）等がある。角膜炎後の角膜混濁により視力障害を残す可能性がある。有効な治療薬はなく、対症療法が行われる。診断は臨床症状によりなされるが、アデノウイルス抗原の迅速診断キットがある。
予防法・ワクチン	接触感染の予防のため、手洗い、タオル等の共用はしない。ワクチンはない。
登校（園）基準	眼の症状が軽減してからも感染力が残る場合があり、医師において感染のおそれがないと認められるまで出席停止とする。なお、このウイルスは便中に1か月程度排出されることもまれではないので、登校（園）を再開しても、手洗いを励行する。

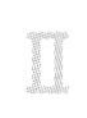
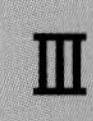
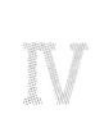
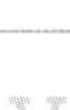

6）急性出血性結膜炎 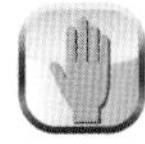

眼の結膜（白眼の部分）に出血を起こすのが特徴の結膜炎である。

病原体	エンテロウイルス70（EV70）とコクサッキーウイルスA24変異型（CA24v）
潜伏期間	EV70：平均24時間 CA24v：2－3日
感染経路	接触感染。これらの二つはいずれもエンテロウイルスであるが、消化管で増殖したとの報告はない。 ウイルス排出は結膜擦過物から1－2週間。
症状・予後	急性結膜炎の症状で、結膜出血が特徴。結膜充血、まぶたの腫脹（ちょう）、異物感、流涙、眼脂（目やに）、角膜びらん等がある。有効な治療薬はなく、対症療法が行われる。
予防法・ワクチン	接触感染の予防のため、眼脂（目やに）、分泌物に触れないことと手洗いの励行。洗面具·タオル等の共用はしない。ワクチンはない。
登校（園）基準	眼の症状が軽減してからも感染力の残る場合があり、医師において感染のおそれがないと認められるまで出席停止とする。登校（園）を再開しても、手洗いを励行する。

4．その他の感染症（第三種の感染症として扱う場合もある）

第三種の感染症に分類されている「その他の感染症」は、学校で通常見られないような重大な流行が起こった場合に、その感染拡大を防ぐために、必要があるときに限り、学校医の意見を聞き、校長が第三種の感染症として緊急的に措置をとることができるものとして定められているものであり、あらかじめ特定の疾患を定めてあるものではない。

「その他の感染症」として出席停止の指示をするかどうかは、感染症の種類や各地域、学校における感染症の発生・流行の態様等を考慮の上で判断する必要がある。そのため、次に示した感染症は、小児に多くみられ、学校でしばしば流行するものの一部を例示したもので、必ず出席停止を行うべきというものではない。

本書に記載されていない感染症については、必要に応じて厚生労働省や国立感染症研究所のウェブサイトを参照されたい。

1）感染性胃腸炎（ノロウイルス感染症、ロタウイルス感染症、アデノウイルス感染症等）

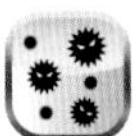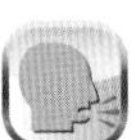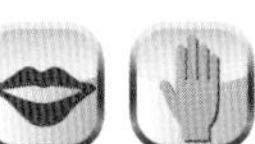（ノロウイルス感染症では空気感染（塵埃感染）あり）

嘔吐と下痢が突然始まることが特徴の疾患である。ウイルスによる腸管感染症が多い。ノロウイルス感染症は秋から冬に多く、ロタウイルス感染症は冬から春に多く、アデノウイルス感染症は年間を通じて発生する。ロタウイルスやアデノウイルスによるものは乳幼児が多く、ノロウイルス感染症は乳幼児から高齢者まで幅広い年齢層にみられる。

病原体	ノロウイルス、ロタウイルス等
潜伏期間	ノロウイルス：12−48時間 ロタウイルス：１−３日
感染経路	飛沫感染、接触感染、経口（糞口）感染。ノロウイルスは貝等の食品を介しての感染もある。便中に多量のウイルスが排出されており、感染源となる。吐物にもウイルスは多量に含まれており、感染源となる。感染力も強い。ノロウイルス感染症患者の吐物や便には多量の病原体が含まれており、床や衣類に付着した後、適切に処理しなかった場合には、ウイルスを含む粒子が乾燥して、ほこり（塵埃）となって空気中を漂い、それが感染源となる空気感染（塵埃感染）もある。感染力は急性期が最も強く、便中にウイルスが３週間以上排出されることもある。
症状・予後	嘔吐と下痢が主症状であり、ロタウイルス感染症に罹患した乳幼児は時に下痢便が白くなることもある。 多くは２−７日で治るが、脱水、けいれん、肝機能異常、脳症等を合併し、命に関わることもある。脱水に対する予防や治療が最も大切である。

予防法・ワクチン	ロタウイルスに対してはワクチンがあり、投与する場合には乳児期早期に接種する（令和２（2020）年10月より定期接種の対象となった。生後6週から接種可能で初回接種は生後14週６日までに行う、ワクチンの種類によって接種回数（２回又は３回）、接種上限週齢数が異なる。）。経口（糞口）感染、接触感染、飛沫感染予防を励行することが重要。 ウイルスが含まれた水や食物、ウイルスが付いた手を介して、又はそこから飛び散って感染するので、患者と接触した場合は手洗いを励行する。ノロウイルスは速乾性すり込み式手指消毒剤やアルコール消毒は有効性が十分ではなく、流水での手洗いが最も重要である。食器等は、熱湯（１分以上）や0.05－0.1％次亜塩素酸ナトリウム等を用いて洗浄することが勧められる。食品は85℃、１分以上の加熱が有効。なお、ノロウイルスに対するワクチンはない。
登校（園）基準	症状のある間が主なウイルスの排出期間であるが、回復後も数週にわたって便からウイルスが排出されることがある。下痢、嘔吐症状が軽減した後、全身状態の良い者は登校（園）可能だが、回復者であっても、排便後の始末、手洗いの励行は重要である。

2）サルモネラ感染症（腸チフス、パラチフスを除く）、カンピロバクター感染症

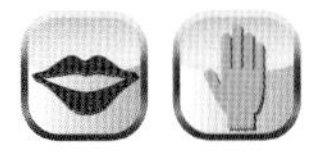

食中毒による急性細菌性腸炎。

病原体	サルモネラ菌、カンピロバクター菌
潜伏期間	サルモネラ：主に12－36時間（６－72時間） カンピロバクター：主に２－５日（長くなる場合もある）
感染経路	家畜、は虫類、ペット等が保菌。感染は、鶏肉、鶏卵等の食品を介した経口感染が多い。海外では、生牛乳を介した感染も報告されているが、日本では加熱殺菌乳のため、同様の事例はない。 サルモネラ、カンピロバクターともに菌排出は数週間以上続くことがある。
症状・予後	下痢、血便、嘔吐、発熱。カンピロバクターでは、発症数週間後にギランバレー症候群という末梢神経まひ疾患を併発することもある。治療は安静、食事療法、補液、抗菌薬等。下痢止め薬は排菌を遅延させる可能性もあり、必ずしも使用は推奨されない。
予防法・ワクチン	調理者の手洗い、調理器具の洗浄、食品の加熱（中心部が75℃、１分以上等、食中毒予防の各種ガイドラインに従う）。ワクチンはない。
登校（園）基準	下痢が軽減すれば登校（園）可能であるであるが、菌の排出は長く続くことがあるので、排便後の始末、手洗いの励行は重要である。

3）マイコプラズマ感染症 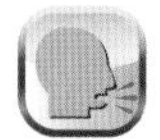 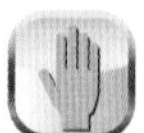

咳（せき）を主症状とし、学童期以降の細菌性肺炎としては最も多い。夏から秋にかけて多く、家族内感染や再感染も多くみられる。５歳以上で10－15歳頃に好発するが、成人も罹（り）患する。

病原体	肺炎マイコプラズマ
潜伏期間	主に２－３週間（１－４週間）
感染経路	飛沫（まつ）感染、接触感染 症状のある間がピークであるが、保菌は数週－数か月間持続する。
症状・予後	咳（せき）、発熱、頭痛等のかぜ症状がゆっくりと進行し、特に咳（せき）は徐々に激しくなる。しつこい咳（せき）が３－４週持続する場合もある。中耳炎・鼓膜炎や発しんを伴うこともあり、重症例では呼吸困難になることもある。治療は適切な抗菌薬で行う。
予防法・ワクチン	飛沫（まつ）感染としての一般的な予防法を励行する。ワクチンはない。
登校（園）基準	症状が改善し、全身状態の良い者は登校（園）可能である。

4）インフルエンザ菌感染症、肺炎球菌感染症 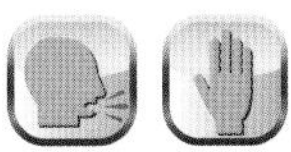

Hibワクチン、肺炎球菌ワクチンの導入以前は、生後３か月－５歳までの細菌性髄膜炎、敗血症、細菌性肺炎等の原因の４分の３程度を占めた。小児では生後３か月－５歳に多く、特に６か月－２歳の乳幼児に好発する。なお、保菌している小児から高齢者が感染し、重症化する場合がある。

病　原　体	インフルエンザ菌（インフルエンザ菌ｂ型（Hib）等）、肺炎球菌
潜伏期間	主に２－３週間（１－４週間）
感染経路	主に飛沫感染、接触感染。不顕性感染も多く、１歳児の30－50%が鼻腔に両菌を保菌しており、保育施設の入園後１－２か月でその保菌率は80%程度にまで上昇する。 両菌ともに、保菌している期間は他への感染の可能性がある。
症状・予後	上気道炎、気管支炎、急性喉頭蓋炎、肺炎、敗血症、髄膜炎、中耳炎。定期接種導入前の日本では、Hib髄膜炎の発症は年間約600人で、約２－３%が死亡、約15%が脳障害や難聴等の後遺症を残すとされてきた。また肺炎球菌性髄膜炎の発症は定期接種導入前までは年間約200人で、約６－７%が死亡、約30%が脳障害や難聴等の後遺症を残すとされてきた。治療は適切な抗菌薬で行う。
予防法・ワクチン	平成20（2008）年にHibワクチン、平成22（2010）年に７価肺炎球菌結合型ワクチンの任意予防接種が開始され、平成23（2011）年から全国的に公費助成が行われ接種率は上昇した。平成25（2013）年４月から両ワクチンが定期接種の対象となり、同年11月から13価肺炎球菌結合型ワクチンが導入された。定期接種対象年齢は生後２か月－５歳で、標準的には生後２か月から接種を開始する。定期接種導入後はさらに患者数は減少し、Hib髄膜炎はほとんど見られなくなった。侵襲性肺炎球菌感染症も、全国10道県における５歳未満の小児侵襲性肺炎球菌感染症の罹患率は定期接種導入前に比べて令和元（2019）年時点で57%減少したことが報告されている。しかし一方で、ワクチンに含まれない血清型による侵襲性肺炎球菌感染症が増加し、血清型置換が見られている。
登校（園）基　準	発熱、咳等の症状が安定し、全身状態の良い者は登校（園）可能である。

5）溶連菌感染症（主にA群溶血性レンサ球菌感染症）

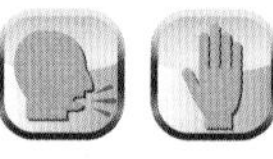

主にA群溶血性レンサ球菌が原因となる感染症である。扁桃炎等の上気道感染症、皮膚感染症（伝染性膿痂疹の項を参照）、猩紅熱等が主な疾患である。特に注意すべき点は、本症がいろいろな症状を呈すること、合併症として発症数週間後にリウマチ熱、腎炎を起こす場合があることである。そのため、全身症状が強いときは安静にし、確実な抗菌薬治療を受け、経過を観察する必要がある。

病原体	主にA群溶血性レンサ球菌
潜伏期間	2－5日、膿痂疹（とびひ）では7－10日
感染経路	飛沫感染、接触感染。 適切な抗菌薬療法にて24時間以内に感染力は消失する。
症状・予後	上気道感染では発熱と咽頭痛、咽頭扁桃の腫脹や化膿、頚部リンパ節炎。治療が不十分な場合は、リウマチ熱や急性糸球体腎炎を併発する場合がある。とびひは水疱から始まり、膿疱、痂皮へと進む。子供に多くみられるが、成人が感染することもある。治療は適切な抗菌薬で行う。
予防法・ワクチン	飛沫感染、接触感染の予防として、手洗い等の一般的な予防の励行が重要。 ワクチンはない。
登校（園）基準	適切な抗菌薬療法開始後24時間以内に他への感染力は消失するため、それ以降、登校（園）は可能である。ただし、定められた期間は抗菌薬の内服を継続すること。

6）伝染性紅斑（りんご病）

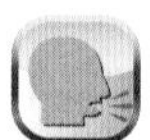

かぜ様症状の後に、顔面、頬部に蝶のような形の紅斑がみられ、手足にはレース状の紅斑がみられる。ほほの真っ赤な発しんの状態から、りんご（りんごほっぺ）病とも呼ばれている。幼児や児童に好発する。

病原体	ヒトパルボウイルスB19
潜伏期間	4－14日（－21日）
感染経路	主として飛沫感染。 感染期間はかぜ様症状が出現した時。発しんが出現した時にはウイルスの排出はなく、他への感染力はない。

症状・予後	かぜ様症状と、引き続きみられる顔面の紅斑が特徴である。発しんは両側の頬部と四肢伸側にレース状、網目状の紅斑として出現。一旦消失しても日光に当たったり入浴したりすると再び発しんが出現することもある。合併症として重症の溶血性貧血や、妊婦が感染した場合には流産になったり、胎児が胎児水腫を発症する場合があるが、胎児感染があっても、それによる先天奇形は生じないと言われている。有効な治療薬はなく、対症療法が行われる。
予防法・ワクチン	飛沫感染として一般的な予防法を励行。ワクチンはない。学校等で流行している場合は、妊婦は感染に注意が必要である。
登校（園）基準	発しん期には感染力はないので、発しんのみで全身状態の良い者は登校（園）可能である。

7）RSウイルス感染症 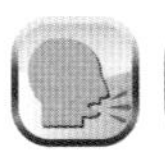 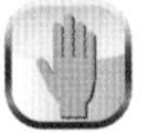

秋冬期を中心に流行し、主に乳児で重症化する。再感染を繰り返すが、初感染時の症状が重い。細気管支炎、肺炎を合併して呼吸困難に陥ることもある呼吸器感染症。近年、流行の開始時期が早まる傾向が見られている。また、令和２（2020）年は新型コロナウイルス感染症に対する感染対策の影響を受けて流行が見られなかったが、令和３（2021）年及び令和５（2023）年の夏季に、２歳以上の小児も多数含む流行が発生した。

病原体	RSウイルス（Respiratory syncytial ウイルス）
潜伏期間	4－6日（2－8日）
感染経路	飛沫感染と接触感染。
症状・予後	発熱、鼻汁、咳、喘鳴。 幼児期以降では軽いかぜ症状で済む場合も多いが、新生児・乳児早期に感染した場合は、呼吸困難から人工呼吸管理を要することもある。乳幼児の突然死の原因の一部であることが明らかになっている。有効な治療薬はなく、対症療法が行われる。

予防法・ワクチン	60歳以上及び妊婦（母体からの移行抗体によって、出生後の新生児、乳児のRSウイルス感染症を予防する）を対象としたワクチンは薬事承認されているが、小児期に接種するワクチンはない（令和６（2024）年１月時点）。一方、RSウイルスに対するモノクローナル抗体（パリビズマブ）については、 ・在胎期間28週以下の早産で、12か月齢以下の新生児及び乳児 ・在胎期間29週－35週の早産で、６か月齢以下の新生児及び乳児 ・過去６か月以内に気管支肺異形成症（BPD）の治療を受けた24か月齢以下の新生児、乳児及び幼児 ・24か月齢以下の血行動態に異常のある先天性心疾患（CHD）の新生児、乳児及び幼児 ・24か月齢以下の免疫不全を伴う新生児、乳児及び幼児 ・24か月齢以下のダウン症候群の新生児、乳児及び幼児 を対象に流行期に月１回筋注することによって発症予防と軽症化が期待できる（令和６（2024）年１月時点）。
登校（園）基準	発熱、咳（せき）等の症状が安定し、全身状態の良い者は登校（園）可能だが、手洗いを励行する。

8）EBウイルス感染症 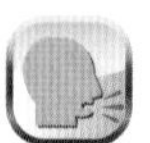 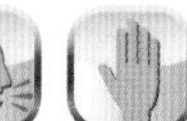

乳幼児が感染した場合、多くは無症状か、軽微なかぜ症状で経過することが多い。年長児や成人、免疫不全患者における感染で、時に重症化することがある。

病原体	エプスタイン・バールウイルス（Epstein-Barrウイルス（EBウイルス））
潜伏期間	30－50日
感染経路	キスや唾液を介した感染、濃厚接触による飛沫（まつ）感染。感染後、ウイルス排出は呼吸器から数か月間続く。
症状・予後	多くは無症状か、軽微なかぜ症状で済むが、伝染性単核症（発熱が数日から数週間持続、リンパ節腫大、咽頭・扁（へん）桃炎、肝炎）や、まれに慢性活動性EBウイルス感染症（発熱、肝脾（ひ）腫、リンパ節腫脹（ちょう）等の症状が長期間持続する重症疾患）、血球貪食症候群（発熱、貧血、易出血）、悪性リンパ腫、上咽頭がんの原因となる場合もある。ウイルス特異的な治療薬はなく、対症療法や病型に応じた治療が行われる。
予防法・ワクチン	ワクチンはない。
登校（園）基準	解熱し、全身状態が回復した者は登校（園）可能である。

9）単純ヘルペスウイルス感染症 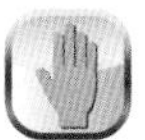

単純ヘルペスウイルスには１型と２型があり、口唇ヘルペス、歯肉口内炎、性器ヘルペス、新生児ヘルペス等、軽症から重症まで様々な病状を呈する。

病　原　体	単純ヘルペスウイルス１型、２型
潜伏期間	新生児以降は２日－２週間
感染経路	水疱内にあるウイルスの接触感染。潜伏感染して、再活性化することもある。
症状・予後	歯肉口内炎や口周囲の水疱等のほか、アトピー性皮膚炎を有する場合には、カポジ水痘様発しん症（全身に水疱が多発）に発展することがある。治療は、内服、静注、軟膏の抗ウイルス薬等による。
予防法・ワクチン	ワクチンはない。
登校（園）基　　準	口唇ヘルペス・歯肉口内炎のみであれば、マスク等をして登校（園）可能。発熱や全身性の水疱がある場合は欠席して治療が望ましい。

10）帯状疱疹 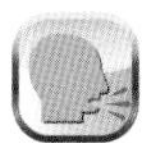 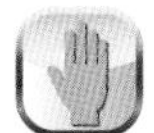

免疫状態が低下したときや、加齢に伴って、三叉神経節を含む脳神経節や脊髄後根神経節等に潜伏していた水痘・帯状疱疹ウイルスが再活性化することで発症。小児でも発症することがある。

病　原　体	水痘・帯状疱疹ウイルス
潜伏期間	水痘・帯状疱疹ウイルスに初感染した後、三叉神経節を含む脳神経節や脊髄後根神経節等に潜伏していたウイルスが再活性化することで発症するため、期間は特定できない。
感染経路	接触感染が中心であるが、飛沫感染する場合もある。水疱中には多量のウイルスが含まれているため、すべての水疱がかさぶたになるまで感染力がある。水痘・帯状疱疹ウイルスに対する免疫を持たない人（感受性者）に感染が拡大すると、感受性者は帯状疱疹ではなく、水痘を発症する。
症状・予後	潜伏していた神経に一致した領域に、片側性に、丘疹、小水疱が帯状に群がって出現する。神経痛、刺激感を訴える。成人や高齢者では痛みが強いが（帯状疱疹後神経痛）、小児ではかゆみを訴える場合がある。治療は抗ウイルス薬。

予防法・ワクチン	我が国では平成28（2016）年から水痘ワクチンの用法に50歳以上の者に対する帯状疱疹予防が追加された。なお、水痘ワクチンを帯状疱疹予防に用いる場合、明らかに免疫機能に異常のある疾患を有する者及び免疫抑制をきたす治療を受けている者は接種不適当者である。また、令和２（2020）年１月からは不活化ワクチンである帯状疱疹ワクチンも使用可能となった。50歳以上の者、帯状疱疹にかかるリスクの高いと考えられる18歳以上の者が対象となっている。
登校（園）基準	全ての発しんが痂皮化するまでは感染力があるものの、水痘ほど感染力は強くない。通常、水痘のような空気感染はないが、免疫不全患者での発症や、顔面等の覆うことができない部位に発症した場合は、空気感染対策が必要となる場合がある。病変部が適切に被覆してあれば接触感染を防げるため、登校（園）可能である。ただし、保育所・幼稚園では、免疫のない幼児が帯状疱疹患者に接触すると水痘に罹患するため、全ての皮疹が痂皮化するまでは免疫のない幼児と接触しないこと。また、水痘が重症化する免疫不全宿主（水痘ワクチン接種を受けておらず、白血病や免疫抑制剤で治療中の者）がいる場合には、感染予防に対する細心の注意が必要である。

11）手足口病 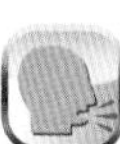 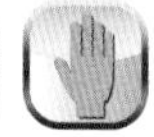 

口腔粘膜と四肢末端に水疱性発しんを生じる感染症である。毎年のように流行するが、時に大流行がみられる。流行のピークは夏季であり、乳幼児に好発する。原因となる病原ウイルスが複数あるため、再感染することもある。

病原体	コクサッキーウイルスＡ16型やエンテロウイルス71型等のエンテロウイルス属。近年、コクサッキーウイルスＡ６型による手足口病の流行が見られている。
潜伏期間	3－6日
感染経路	飛沫感染、接触感染、経口（糞口）感染。 ウイルス排出は呼吸器から１－２週間、便からは数週から数か月間。
症状・予後	発熱と口腔･咽頭粘膜に痛みを伴う水疱ができ、唾液が増え、手足末端、肘、膝、臀部等に水疱がみられるのが特徴。発熱は余り高くはならないことが多く、１－３日で解熱する。一般的には夏かぜの一つと考えてよいが、エンテロウイルス属は無菌性髄膜炎の原因の90％を占め、特にエンテロウイルス71（EV71）感染による手足口病の場合は、コクサッキーウイルスによる手足口病より、中枢神経合併症の頻度が高く、脳幹脳炎を伴った重症例の報告がある。国内では重症化例はそれほど多くないがアジア各国では小児の重症疾患としてしばしば問題になっている。有効な治療薬はなく、対症療法が行われる。

予防法・ワクチン	飛沫(まつ)感染、接触感染、経口（糞(ふん)口）感染として一般的な予防法を励行。海外ではエンテロウイルス71ワクチンの開発が進んでいるが、国内には使用可能なワクチンはない。
登校（園）基準	本人の全身状態が安定している場合は登校（園）可能。流行の阻止を目的とした登校（園）停止は有効性が低く、またウイルス排出期間が長いことからも現実的ではない。手洗い（特に排便後、排泄(せつ)物の後始末後）の励行が重要。

12）ヘルパンギーナ 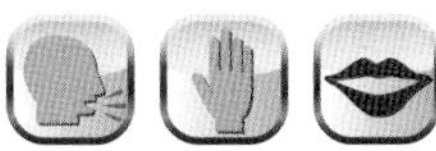

主として咽頭、口腔(くう)内粘膜に水疱(ほう)、潰瘍を形成するのが特徴の感染症である。原因となる病原ウイルスが複数あるため、再感染することもある。春から夏にかけて多く発生し、流行のピークは７月頃である。夏かぜの代表的な疾患であり、４歳以下の乳幼児に多い。

病原体	主としてエンテロウイルス属のコクサッキーＡ群ウイルス
潜伏期間	3－6日。ウイルス排出は呼吸器から１－２週間、便からは数週から数か月間。
感染経路	飛沫(まつ)感染、接触感染、経口（糞(ふん)口）感染
症状・予後	突然の発熱（39℃以上）、咽頭痛がみられる。咽頭に赤い発しんがみられ、次に水疱(ほう)、間もなく潰瘍となる。有効な治療薬はなく、対症療法が行われる。熱性けいれん、無菌性髄膜炎を合併することがあるので注意が必要。
予防法・ワクチン	飛沫(まつ)感染、接触感染として一般的な予防法を励行。ワクチンはない。
登校（園）基準	全身状態が安定している場合は登校（園）可能であるが、長期間、便からウイルスが排出されるので、手洗い（特に排便後、排泄(せつ)物の後始末後）の励行が重要。

13）A型肝炎 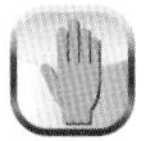 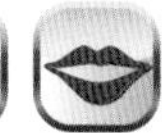

経口（糞口）感染、接触感染するA型肝炎は、日本で年間数百人の発生があり、８割は牡蠣やその他の魚介類等の食物による感染、２割は海外渡航からの帰国者である。平成22（2010）年春には患者数の急増があった。60歳以下の日本人の抗体保有率はほぼ０％で、この年齢層は注意が必要である。小児の80－95％は感染しても無症状で済むが、重症化する例もある。無症状であっても便中にウイルスは排出されるため、感染予防が困難である。

病　原　体	Ａ型肝炎ウイルス
潜伏期間	平均28日（15－50日）
感染経路	経口感染（牡蠣やその他の魚介類等）、糞口感染（家族や施設内）、接触感染。ウイルスは黄疸出現１－２週前に便中に多量に排出され、発症１週間程度で感染力は急速に弱まる。
症状・予後	小児では無症状であることが多く、便の処理が十分に行われにくいことから、集団発生しやすい。特に乳児ではおむつからの感染で、集団発生した事例もある。発症すれば発熱、全身倦怠感、頭痛、食欲不振、下痢、嘔吐、上腹部痛があり、３－４日後に黄疸が出現する。解熱とともに症状は軽快するが、完全に治癒するまでは１－２か月を要すことが多い。劇症肝炎に発展することもある。平成22（2010）年の小流行では２％が劇症肝炎を発症した。有効な治療薬はなく、対症療法が行われる。
予防法・ワクチン	ワクチンによる予防が可能。流行地への渡航予定者へは予防接種を受けることが望ましい。日本でも全年齢層でＡ型肝炎ワクチンの接種が可能であるが、WHOは１歳以上での接種を推奨している。 患者との濃厚接触者には、免疫グロブリンやワクチンを予防的に投与することがある。
登校（園）基準	発病初期を過ぎれば感染力は急速に消失するので、肝機能が正常になった者については登校（園）可能である。

14）B型肝炎 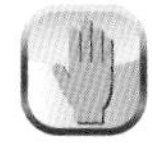

血液や体液を介して感染するウイルス性肝炎のひとつで、以前は輸血に伴う感染や、出産に伴う母親からの垂直感染が問題となった。輸血用血液のスクリーニング検査や、母子感染防止事業によって発生数が減少しているが、母子感染防止事業の対象となる新生児の約10％で出産時及びその後の予防処置の脱落や胎内感染がみられ、また近年、幼少時の家族内感染も報告されている。また、思春期以降の性的接触による感染が増加している。さらに、これまで海外に多いとされていた遺伝子型AのB型肝炎ウイルス感染者が日本でも増えており、従来の遺伝子型BあるいはCのB型肝炎ウイルスに比べると、成人になってから感染してもHBVキャリアになる頻度が高い。

病　原　体	B型肝炎ウイルス（HBV）
潜伏期間	平均90日（45－160日）
感染経路	HBVキャリアの母からの垂直感染、HBVキャリアの人の傷口との接触、歯ブラシやカミソリ等の共用に伴う水平感染、性行為による感染。
症状・予後	出生時や乳幼児期の感染は無症候性に経過することが多いが、持続感染（HBVキャリア）に移行しやすい。急性肝炎を発症した場合は倦怠感、発熱、黄疸等がみられる。まれではあるが劇症肝炎に発展し、死に至る場合もある。急性肝炎の多くは治癒するが、一部はキャリアとなり、またやがて10－15％は慢性肝炎、肝硬変、肝がんへ進行する。治療は、急性肝炎の場合は対症療法が多く、慢性肝炎の場合は抗ウイルス薬やインターフェロン療法等がある。
予防法・ワクチン	平成28（2016）年10月から、平成28（2016）年４月１日以降に生まれた０歳児が定期予防接種の対象となった（１歳以降は任意接種）。HBVキャリアの家族には積極的にワクチン接種を行う。母子感染予防はその一環であり、HB免疫グロブリン（HBIG）とB型肝炎ワクチンを用いて予防する。家族内では歯ブラシ、カミソリの共用を避ける。幼稚園等の不特定多数の幼児が生活するところでは、血液に触れる場合は使い捨て手袋を着用する等、医療機関等で行われている標準予防策をとることが必要である。
登校（園）基準	急性肝炎の急性期でない限り、登校（園）可能である。HBVキャリアの出席停止の必要はない。ただし、血液や体液に触れる場合は手袋を着用する等、上記の標準予防策を守ることが大切である。その一方で、例えば非常に攻撃的でよくかみ付く、全身性の皮膚炎がある、出血性疾患がある等、血液媒介感染を引き起こすリスクが高い児童生徒等がHBVキャリアである場合には、主治医、施設責任者等が個別にそのリスクを評価して対応する必要がある。

15）伝染性膿痂疹（とびひ）

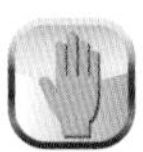

黄色ブドウ球菌等の皮膚感染によって、紅斑、水疱、びらん及び厚い痂皮ができる感染症。夏期に多く、乳幼児に好発する。

病原体	主として黄色ブドウ球菌やA群溶血性レンサ球菌
潜伏期間	2－10日。長期の場合もある。
感染経路	接触感染。痂皮にも感染性が残っている。
症状・予後	紅斑を伴う水疱や膿疱が破れてびらん、痂皮をつくる。かゆみを伴うことがあり、病巣は擦過部に広がる。黄色ブドウ球菌によるものは水疱をつくりやすく、A群溶血性レンサ球菌によるものは痂皮ができやすい。病巣が広がると外用薬、更に内服や点滴による適切な抗菌薬療法を必要とすることがある。
予防法・ワクチン	皮膚を清潔に保つことが大切。集団生活の場では感染予防のため病巣を有効な方法で覆う等の注意が必要。ワクチンはない。
登校（園）基準	出席停止の必要はないが、炎症症状の強い場合や、化膿した部位が広い場合は、傷に直接触らないように指導する。

16）伝染性軟属腫（水いぼ）

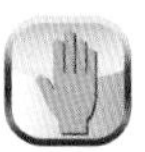

特に幼児期に好発する皮膚疾患である。半球状に隆起し、光沢を帯び、中心にくぼみをもつ粟粒大から米粒大（2－5mm）のいぼが、主に体幹、四肢にできる。

病原体	伝染性軟属腫ウイルス
潜伏期間	主に2－7週（6か月のこともある）
感染経路	接触感染。主として感染者への接触による直接感染であるが、タオルの共用等による間接接触による感染もある。感染すると、自家接種で増加する。水いぼの内容物が感染源となる。
症状・予後	いぼが数個散在する場合や、広い範囲にわたって多発する場合もある。発生部位は体幹、四肢。特にわきの下、胸部、上腕内側等の間擦部では自家接種により多発する傾向がある。時にかゆみがあり、かいて傷つけることによって周囲に湿疹病変を作ったり、かき壊して膿痂疹を合併したりする。自然消退する場合もあるが、回復までに6－12か月、時に数年を要する。その間に他人にうつしたり、自家接種で増加したりするため、ピンセットで摘除したり、液体窒素等で治療することもあるが、放置して自然治癒を待つ場合もある。

予防法・ワクチン	プールや水泳で直接肌が触れると感染するため、露出部の水いぼは覆ったり、処置したりしておく。タオル、ビート板、浮き輪等の共用を避ける。ワクチンはない。
登校（園）基準	出席停止の必要はない。

17）アタマジラミ症 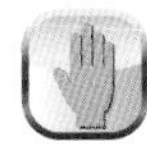

アタマジラミが頭皮に寄生することで、頭皮に皮膚炎が生じる。児童に多い。
誤解されることが多いが、衛生不良の指標ではない。

病原体	アタマジラミ。ケジラミ（主に性交渉で感染し陰部に寄生）やコロモジラミ（衣類に付着し発しんチフスを媒介する）とは異なる。
潜伏期間	産卵からふ化までは10－14日、成虫までは２週間。
感染経路	接触感染。家族内や集団の場での直接接触、又はタオル、くし、帽子を介しての間接接触による感染。
症状・予後	一般に無症状であるが、吸血部位にかゆみを訴えることがある。治療としてはシラミ駆除剤が有効。
予防法・ワクチン	頭髪を丁寧に観察し、早期に虫卵を発見することが大切。発見したら一斉に駆除する。タオル、くしや帽子の共用を避ける。着衣、シーツ、枕カバー、帽子等は洗うか、熱処理（熱湯、アイロン、ドライクリーニング）する。ワクチンはない。
登校（園）基準	出席停止の必要はない。ただし、できるだけ早期に適切な治療をする必要がある。

18）疥癬 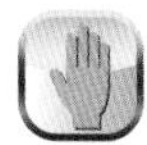

疥癬虫の寄生によって生じる。通常疥癬（普通に見られる疥癬）と角化型疥癬（ノルウェー疥癬）があり、角化型疥癬の方が症状や感染力が強い。家庭内や高齢者施設内での集団感染が多く、その結果乳幼児に感染が拡大し、保育所や幼稚園等で問題になる。

病　原　体	ヒゼンダニ（疥癬虫）。雌成虫は約400μm、雄は雌の60%くらいの大きさ。卵は３－５日でふ化し、脱皮しつつ幼虫、若虫、成虫になる。生活環は10－14日である。雌成虫が表皮角層にトンネルを掘り進み、４－６週間に１日２－４個産卵する。
潜伏期間	感染して約１－２か月。角化型疥癬は虫数が多く、潜伏期も４－５日と非常に短い。
感染経路	通常疥癬は肌と肌の接触感染であるが、寝具等を介しての感染もある。角化型疥癬では、寄生しているダニ数が多く、脱落した角質でも感染する。
症状・予後	通常疥癬では、体幹・四肢に丘疹・紅斑が播種状に出現。激烈なかゆみを訴え、特に夜間に強い。陰部・わきの下の米粒大の結節、手のひら・足底、手首等の疥癬トンネルが特徴的。角化型疥癬は全身に皮疹が生じ、手のひら・足底の角質肥厚が顕著である。診断は、顕微鏡検査によるダニの証明。治療は入浴により清潔を保ち、イオウ外用薬、必要時内服薬も用いる。
予防法・ワクチン	リネン・寝具を清潔に保ち、教職員を介して感染が拡大しないように注意する。通常の疥癬の場合は、直接接触を避けることで予防できるが、角化型疥癬の場合は、患者が使用したリネン、毛布、布団、ベッドマット等にはダニが存在する可能性がある。寝具類は50℃以上のお湯に10分以上浸すか、大型の乾燥機で20－30分処理する。ワクチンはない。
登校（園）基　　準	治療を始めれば出席停止の必要はない。ただし手をつなぐ等の遊戯・行為は避ける。角化型は感染力が強いため、治癒するまで外出は控える。

19）皮膚真菌症 

①カンジダ感染症

新生児期、乳児期に好発する皮膚疾患。

病原体	カンジダ、多くの場合カンジダ・アルビカンス
感染経路	接触感染
症状・予後	乳児寄生菌性紅斑：乳児では陰部又は股間のオムツ部、顎の下、わきの下等の間擦部に半米粒大までの紅色丘疹、水疱・膿疱が散在し、経過とともに破れ、鱗屑（表皮の角質が肥厚し、はく離したもの）を伴った湿潤・紅斑局面を作る。周囲の粃糠様落屑（皮膚の角質が増して米ぬか様にはがれること）、丘疹・小膿疱は特徴的である。石鹸できれいに洗い、抗真菌薬を外用する。
予防法・ワクチン	蒸れを防ぎ、汗はこまめにふきとり、皮膚を乾燥させて清潔にする。まめにオムツを替える。ワクチンはない。
登校（園）基準	出席停止の必要はない。乳児のオムツ交換時に、他の児と接触しないようにする。

②白癬、特にトンズランス感染症

中学生・高校生・大学生の柔道、相撲、レスリング等、格闘技のスポーツ選手に好発する。互いに肌や頭部を接触させる競技の選手たちにまん延しており、管理する指導者が本疾患に対する認識を持つことが重要。感染が判明すると試合に出られなくなると、隠している選手が少なくない。一人でもトンズランス感染が発覚したら、その一集団全員の早期の検査と早期の治療が必要であることについて、まずは指導者への啓発活動を行うべきである。

病原体	トリコフィトン・トンズランス（白癬菌の一種）
潜伏期間	数日から数週間
感染経路	接触感染
症状・予後	主には頭部白癬と体部白癬。体部ではわきの下・陰部又は股間の紅斑のほかに必ずしも皮疹を生じず、皮膚表面の擦過培養で、菌が見つかる例がある。頭部白癬では、脱毛部や毛髪がまばらな部分に菌の集塊の黒色点が見られる例や、重症でケルスス禿瘡（頭部に発生する皮膚病。時に毛髪が抜け落ちる）状態になる例もある。治療は抗真菌薬の外用や内服。特に合宿生活者には予防投与が必要な場合がある。

予防法・ワクチン	①練習や試合の終了時、できるだけ早く入浴又はシャワーで、体や頭を石鹸(けん)で洗う。シャワー施設がない場合は、水道の蛇口下で頭を洗い、濡(ぬ)れタオルで体を清潔にする。②練習・試合に身に着けていた衣類はよく洗濯する。部員同士で、帽子・シャツ・タオル等の貸し借りはしない。③練習前後に道場・体育館の床、マット等の念入りな清掃が必要。④疑わしい皮疹(しん)のある生徒、その周囲の生徒を皮膚科受診させる。これは監督者の義務と考える。⑤感染が判明した場合は、試合はもちろん練習も休ませる。（以上、全日本柔道連盟が提示した予防策） また、早期の検査と治療によって、早く練習・試合に回復できることの理解も必要である。なお、ワクチンはない。
登校（園）基準	出席停止の必要はない。ただし、接触の多い格闘技の練習・試合等は、感染のおそれがなくなるまでは休ませる。

Ⅳ 学校において予防すべき感染症のQ＆A

Q1 インフルエンザワクチンの接種量及び接種回数は年齢によって違うのでしょうか。

インフルエンザワクチンの接種量及び接種回数は次のとおりです。

⑴　６か月以上３歳未満の方　１回0.25mL　２回接種

⑵　３歳以上13歳未満の方　１回0.5mL　２回接種

⑶　13歳以上の方　１回0.5mL　１回接種

１回目の接種時に12歳で２回目の接種時に13歳になっていた場合、12歳として考えていただいて構いません。

注１）13歳以上で基礎疾患（慢性疾患）があり、著しく免疫が抑制されていると考えられる方などは、医師の判断で２回接種となる場合があります。

注２）一部のインフルエンザワクチンは、接種対象年齢が１歳以上のため、その場合、⑴については「１歳以上３歳未満の方　１回0.25mL　２回接種」となります。

※インフルエンザについての詳細については、厚生労働省のホームページを御参照ください。
https://www.mhlw.go.jp/stf/seisakunitsuite/bunya/kenkou_iryou/kenkou/kekkaku-kansenshou/infulenza/index.html

Q2 児童生徒等の家族がインフルエンザに罹(り)患したが、当該児童生徒等に症状がない場合、当該児童生徒等に対し、インフルエンザの検査を受けるよう勧めた方がよいのでしょうか。

症状がない場合、家族がインフルエンザに罹(り)患したというだけで、検査を受ける必要はありません。インフルエンザ迅速検査は、検査に適したタイミングがあり、また、検査に伴う痛みもあります。検査の限界もあることから、必ずしも検査の結果をもってインフルエンザと診断できるわけではなく、逆に、家族のインフルエンザの罹(り)患歴等から、検査をせずに臨床的にインフルエンザと診断されることもあります。したがって、検査が必ず必要というわけではないため、児童生徒等本人や保護者の意向に基づかずに、検査を求めることのないようにしてください。

なお、これはインフルエンザに限らず、RSウイルス感染症やノロウイルス感染症、新型コロナウイルス感染症等の場合も同様のことが言え、家族がこれらの感染症に罹(り)患したというだけで、当該児童生徒等が必ずしも検査を受ける必要はないため、児童生徒等本人や保護者の意向に基づかずに、検査を求めることのないようにしてください。

Ⅰ Ⅱ Ⅲ Ⅳ Ⅴ

Q3 インフルエンザと診断されているものの発熱がない場合、出席停止の期間をどのように考えたらよいのでしょうか。

インフルエンザは、発熱した日を指して「発症」とする場合が多いと想定されますが、必ずしも発熱がなくとも、インフルエンザと診断される契機となった何らかの症状があれば、その症状を起点とすることが考慮されます（症状が出た日の翌日を第１日（１日目）として数えます。）。また、インフルエンザにかかっても全ての人が同じような経過になるとは限らず、中には早く治る人もいれば、脳症や肺炎を合併する人もいます。出席停止の期間は基準ですので、判断に困るときは学校医やその他の医師に相談の上、適切な対応をしてください。

なお、インフルエンザをはじめとする第二種の感染症については、症状により学校医又はその他の医師において感染のおそれがないと認めた場合には、この限りではないとされています（※）。

※新型コロナウイルス感染症については、出席停止の期間を短縮することは基本的に想定されていないため、出席停止の期間を短縮するかどうかの判断にあたっては、学校医やその他の医師に十分相談する必要があります。

例）水曜日に発症した場合の、発症した後５日を経過した登校（園）可能となる日は図のとおりです。ただし、解熱した後２日（幼児にあっては３日）を経過したものとします。

発症後日数	水曜日（０日目）	木曜日（１日目）	金曜日（２日目）	土曜日（３日目）	日曜日（４日目）	月曜日（５日目）	火曜日（６日目）
解熱した後２日を経過	発症		解熱	（解熱後１日）	（解熱後２日）		登校（園）可能 ● 土曜日（３日目）以前に解熱の場合、火曜日（６日目）から登校（園）可能 ● 日曜日（４日目）に解熱の場合、水曜日（７日目）から登校（園）可能
		発症した後５日を経過 →					
解熱した後３日を経過（幼児の場合）	発症		解熱	（解熱後１日）	（解熱後２日）	（解熱後３日）	登校（園）可能 ● 金曜日（２日目）以前に解熱の場合、火曜日（６日目）から登校（園）可能 ● 土曜日（３日目）に解熱の場合、水曜日（７日目）から登校（園）可能

Q4

流行性耳下腺炎（おたふくかぜ）では、右の耳下腺が最初に腫脹し、次に左の耳下腺が腫脹するなど、腫脹の出現がバラバラな場合があります。こうした場合、「耳下腺、顎下腺又は舌下腺の腫脹が発現した後五日を経過」とは、どのように数えるのでしょうか。

通常経過の流行性耳下腺炎における耳下腺、顎下腺又は舌下腺の腫脹については、最初の腫脹が発現した日を起点に数えます。例えば、水曜に右の耳下腺が腫脹、木曜に左の耳下腺が腫脹、金曜に右の顎下腺が腫脹した場合は、最初に腫脹が出現した水曜を起点に数えることになります。

なお、耳下腺等の腫脹がしばらく続く場合がありますが、「耳下腺、顎下腺又は舌下腺の腫脹が発現した後五日を経過し、かつ全身状態が良好」となっていれば、登校（園）を許可しても差し支えありません。

Q5

流行性耳下腺炎に自然にかかると難聴になることがあるとききます。それを防ぐ方法はありますか。

流行性耳下腺炎の原因であるムンプスウイルスについては、感染しても症状が出ない不顕性感染が30－35％あると言われている一方で、残りの人は耳下腺、顎下腺、舌下腺が腫れる等の症状が出現し、中には重篤な合併症が生じることがあります。重篤な合併症として、髄膜炎、脳炎、難聴、膵炎、精巣炎、卵巣炎等があり、後遺症を残すことがあります。特に、難聴については、片側の難聴ばかりでなく、両側難聴もみられ、両側難聴では補聴器や人工内耳が必要となった例が大部分であったとの報告（日本耳鼻咽喉科学会大規模全国調査）があります。

ワクチンはこれらを予防できる可能性があり、発症予防及び重症化予防の観点から、予防接種の重要性が指摘されています。

Q6

教職員についても、麻しんの予防接種を２回接種することが必要なのでしょうか。

学校の教職員は、幼児、児童生徒、体力の弱い者等の麻しんに罹患すると重症化しやすい者と接する機会が多いことから、本人が麻しんを発症すると、多数の者に感染を引き起こしてしまう可能性が高くなります。

そのため、児童生徒のみならず、教職員についても、罹患歴及び予防接種歴を確認し、未罹患であり、かつ、麻しんの予防接種を必要回数である２回接種していない者については、予防接種が推奨されます。

Q7 教職員がインフルエンザ等の感染症にかかった場合の病気休暇の期間についても、本解説書に従うのでしょうか。

本解説書で示した登校（園）基準（出席停止の期間の基準）については、学校保健安全法を根拠としており、その対象は児童生徒等になります。（学校保健安全法第19条）

つまり、教職員を対象としたものではないため、教職員については、本解説書にある出席停止の期間の基準は適用されません（ただし、各学校等の判断において、当該出席停止の期間の基準を準用することは差し支えなく、インフルエンザ等の感染症と診断された教職員が、児童生徒等と同様に出勤を控えることで、本人の体調回復のみならず、感染拡大予防にも繋がります。）。

なお、感染症の予防及び感染症の患者に対する医療に関する法律（感染症法）における就業制限等については、感染症法を御参照ください。その他、関係する法律としては、労働安全衛生法等があります。

Ｑ６も示したとおり、学校の教職員は、幼児、児童生徒、体力の弱い者等の、感染症に罹患すると重症化しやすい者と接する機会が多いことから、本人が感染症を発症すると、多数の者に感染を引き起こしてしまう可能性が高くなります。そのため、より適切な感染症対策が求められるところです。

Q8 学校内で結核患者が発生した場合はどのような対応が必要でしょうか。

結核患者に対する入院勧告や就業制限、接触した人に対する健康診断（接触者健診）は感染症法によって都道府県知事がその権限を持っていますが、実際は委任されている保健所が行います。もし学校内で結核患者が発生した場合には、学校は速やかに関係者間（学校内、学校医、学校の設置者、保健所等）で情報共有をする必要があります。児童生徒等や保護者からの情報収集や情報提供については、関係者間で共通認識をもって行います。

結核を診断した医師は保健所への届け出が義務付けられており、保健所は患者や接触者等に対して、感染症法に基づいた調査（積極的疫学調査）を行います。その結果に基づいて、様々な措置や接触者健康診断の範囲を決定して実施します。学校や学校の設置者（教育委員会）は保健所と十分に連携を取りながら、対応することが重要です。

積極的疫学調査の結果、当該患者が学校で接触した人に感染させる恐れがある場合（感染性の場合）には、学校は保健所からの連絡を受け、健康診断等の必要な措置を実施することになります（その一方で、感染性がなく学校における特別な対応の必要がなく患者または保護者が学校への連絡を拒否した場合には、保健所から連絡はありません。）。

さらに学校教育活動においては、結核の罹患によって差別やいじめ等が起きることのないように指導し、保護者に対しても理解を求めることも重要です。

Q9　小学校入学後に受けることが出来る定期予防接種にはどのようなものがありますか。

小学校入学後に受けることができる定期接種としては、百日咳（せき）・ジフテリア・破傷風・ポリオの第１期（７歳半未満）、日本脳炎の第１期（７歳半未満）及び第２期（９歳－13歳未満）、ジフテリア・破傷風の第２期（11歳－13歳未満）、ヒトパピローマウイルス（HPV）感染症（小学校６年生－高校１年生相当年齢の女子、※）があります。また、平成７（1995）年４月２日－平成19（2007）年４月１日生まれの者で日本脳炎の定期接種を４回完了していない場合は、20歳未満であれば定期接種として受けることが可能です。

※平成９年度生まれ－平成18年度生まれ（誕生日が平成９（1997）年４月２日－平成19（2007）年４月１日）の女性の中には、通常のHPVワクチンの定期接種の対象年齢（小学校６年から高校１年相当）の間に接種を逃した方がいることから、まだ接種を受けていない方を対象に、改めて、HPVワクチンの接種の機会が設けられている。詳細については、厚生労働省ホームページ等を御参照ください。

Q10　感染症にかかっている疑いのある例、かかるおそれのある例についての考え方を教えてください。

麻しんを例に挙げると、麻しんに対する免疫を持たない人あるいは免疫が不十分な人（麻しんについて、罹（り）患歴がなく、かつ、麻しん含有ワクチン未接種あるいは、１回のみの接種あるいは、接種歴が不明の人）はかかるおそれのある例になります。

また、かかっている疑いのある例として、

・麻しん患者との接触後10－12日後に発しんが出現したが、発熱やカタル症状（咳（せき）、鼻水、結膜充血等）がない

・発熱、咳（せき）、コプリック斑（口内の頬（きょう）粘膜に生じる小さい白い斑点）を認めるが、発しんがない

といった場合が挙げられ、このような場合には、PCR検査等が実施される可能性があります。

Q11　「その他の感染症」はどのように考えたらよいでしょうか。

学校で通常見られないような重大な流行が起こった場合に、その感染拡大を防ぐために、必要があるときに限り、学校医の意見を聞き、校長が第三種の感染症として緊急的に措置をとることができるものとして定められているものであり、あらかじめ特定の疾患を定めてあるものではありません。

「その他の感染症」として出席停止の指示をするかどうかは、感染症の種類や各地域、学校における感染症の発生・流行の態様等を考慮の上で判断する必要があります。そのため、本書に示した感染症は、小児に多くみられ、学校でしばしば流行するものの一部を例示したもので、必ず出席停止を行うべきというものではありません。

参考ウェブサイト

○　文部科学省　|　感染症対策
http://www.mext.go.jp/a_menu/kenko/hoken/1353635.htm

○　厚生労働省　|　感染症情報
https://www.mhlw.go.jp/stf/seisakunitsuite/bunya/kenkou_iryou/kenkou/kekkaku-kansenshou/index.html

○　厚生労働省　|　予防接種情報
https://www.mhlw.go.jp/stf/seisakunitsuite/bunya/kenkou_iryou/kenkou/kekkaku-kansenshou/yobou-sesshu/index.html

○　厚生労働省　|　入国前結核スクリーニング
https://www.mhlw.go.jp/stf/seisakunitsuite/bunya/kenkou_iryou/kenkou/kekkaku-kansenshou03/index_00006.html

○　国立感染症研究所　|　感染症情報
https://www.niid.go.jp/niid/ja/

○　国立感染症研究所　|　予防接種情報
https://www.niid.go.jp/niid/ja/vaccine-j.html

○　国立感染症研究所　|　予防接種スケジュール
https://www.niid.go.jp/niid/ja/vaccine-j/2525-v-schedule.html

○　厚生労働省検疫所　|　海外で健康に過ごすために
http://www.forth.go.jp/

○　内閣府　食品安全委員会　|　食の安全情報
http://www.fsc.go.jp/

○　外務省　|　海外安全ホームページ
http://www.anzen.mofa.go.jp/

○　外務省　|　海外安全情報配信サービス「たびレジ」
https://www.ezairyu.mofa.go.jp/tabireg/

○　国立医薬品食品衛生研究所　|　食の安全情報
http://www.nihs.go.jp/index-j.html

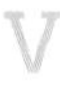

○　地方衛生研究所全国協議会　|　地域の感染症情報

http://www.chieiken.gr.jp

○　公益財団法人結核予防会　結核研究所　|　結核の情報

http://www.jata.or.jp/

○　公益財団法人予防接種リサーチセンター　|　予防接種情報

http://www.yoboseshu-rc.com/

○　世界保健機関（WHO）　|　世界の感染症・予防接種情報

http://www.who.int/en/

○　世界保健機関西太平洋地域事務局（WPRO）　|　西太平洋地域の感染症・予防接種情報

http://www.wpro.who.int/en/

参考資料

○　**厚生労働省　|　新型コロナウイルス感染症（COVID-19）診療の手引き・第10.0版**
https://www.mhlw.go.jp/content/001136687.pdf

○　**厚生労働省　|　ウイルス性出血熱への行政対応の手引き第二版**
https://www.mhlw.go.jp/file/06-Seisakujouhou-10900000-Kenkoukyoku/0000164709.pdf

○　**こども家庭庁　|　保育所における感染症対策ガイドライン（2018年改訂版）**
https://www.cfa.go.jp/assets/contents/node/basic_page/field_ref_resources/e4b817c9-5282-4ccc-b0d5-ce15d7b5018c/c60bb9fc/20230720_policies_hoiku_25.pdf

○　**公益社団法人日本小児科学会　予防接種・感染症対策委員会　|　学校、幼稚園、認定こども園、保育所において予防すべき感染症の解説（2023年５月改訂版）**
https://www.jpeds.or.jp/uploads/files/yobo_kansensho_20230531.pdf

○　**公益財団法人全日本柔道連盟　医科学委員会　|　あなたはトンスランス感染症を知っていますか？**
https://www.judo.or.jp/cms/wp-content/uploads/2018/09/tonsurans-infection.pdf

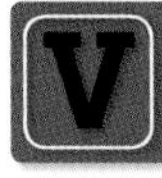

関係法令

○　学校保健安全法（抄）（昭和三十三年法律第五十六号）

（就学時の健康診断）

第十一条　市（特別区を含む。以下同じ。）町村の教育委員会は、学校教育法第十七条第一項の規定により翌学年の初めから同項に規定する学校に就学させるべき者で、当該市町村の区域内に住所を有するものの就学に当たつて、その健康診断を行わなければならない。

第十二条　市町村の教育委員会は、前条の健康診断の結果に基づき、治療を勧告し、保健上必要な助言を行い、及び学校教育法第十七条第一項に規定する義務の猶予若しくは免除又は特別支援学校への就学に関し指導を行う等適切な措置をとらなければならない。

（児童生徒等の健康診断）

第十三条　学校においては、毎学年定期に、児童生徒等（通信による教育を受ける学生を除く。）の健康診断を行わなければならない。

2　学校においては、必要があるときは、臨時に、児童生徒等の健康診断を行うものとする。

第十四条　学校においては、前条の健康診断の結果に基づき、疾病の予防処置を行い、又は治療を指示し、並びに運動及び作業を軽減する等適切な措置をとらなければならない。

（職員の健康診断）

第十五条　学校の設置者は、毎学年定期に、学校の職員の健康診断を行わなければならない。

2　学校の設置者は、必要があるときは、臨時に、学校の職員の健康診断を行うものとする。

第十六条　学校の設置者は、前条の健康診断の結果に基づき、治療を指示し、及び勤務を軽減する等適切な措置をとらなければならない。

（保健所との連絡）

第十八条　学校の設置者は、この法律の規定による健康診断を行おうとする場合その他政令で定める場合においては、保健所と連絡するものとする。

（出席停止）

第十九条　校長は、感染症にかかつており、かかつている疑いがあり、又はかかるおそれのある児童生徒等があるときは、政令で定めるところにより、出席を停止させることができる。

（臨時休業）

第二十条　学校の設置者は、感染症の予防上必要があるときは、臨時に、学校の全部又は一部の休業を行うことができる。

（文部科学省令への委任）

第二十一条　前二条（第十九条の規定に基づく政令を含む。）及び感染症の予防及び感染症の患者に対する医療に関する法律（平成十年法律第百十四号）その他感染症の予防に関して規定する法律（これらの法律に基づく命令を含む。）に定めるもののほか、学校における感染症の予防に関し必要な事項は、文部科学省令で定める。

○　学校保健安全法施行令（抄）（昭和三十三年政令第百七十四号）

（保健所と連絡すべき場合）

第五条　法第十八条の政令で定める場合は、次に掲げる場合とする。

一　法第十九条の規定による出席停止が行われた場合

二　法第二十条の規定による学校の休業を行つた場合

（出席停止の指示）

第六条　校長は、法第十九条の規定により出席を停止させようとするときは、その理由及び期間を明らかにして、幼児、児童又は生徒（高等学校（中等教育学校の後期課程及び特別支援学校の高等部を含む。以下同じ。）の生徒を除く。）にあつてはその保護者に、高等学校の生徒又は学生にあつては当該生徒又は学生にこれを指示しなければならない。

２　出席停止の期間は、感染症の種類等に応じて、文部科学省令で定める基準による。

（出席停止の報告）

第七条　校長は、前条第一項の規定による指示をしたときは、文部科学省令で定めるところにより、その旨を学校の設置者に報告しなければならない。

○　学校保健安全法施行規則（抄）（昭和三十三年文部省令第十八号）

（就学時健康診断票）

第四条　学校保健安全法施行令（昭和三十三年政令第百七十四号。以下「令」という。）第四条第一項に規定する就学時健康診断票の様式は、第一号様式とする。

（事後措置）

第九条　学校においては、法第十三条第一項の健康診断を行つたときは、二十一日以内にその結果を幼児、児童又は生徒にあつては当該幼児、児童又は生徒及びその保護者（学校教育法（昭和二十二年法律第二十六号）第十六条に規定する保護者をいう。）に、学生にあつては当該学生に通知するとともに、次の各号に定める基準により、法第十四条の措置をとらなければならない。
一　疾病の予防処置を行うこと。
二　必要な医療を受けるよう指示すること。
三　必要な検査、予防接種等を受けるよう指示すること。
四　療養のため必要な期間学校において学習しないよう指導すること。
五　特別支援学級への編入について指導及び助言を行うこと。
六　学習又は運動・作業の軽減、停止、変更等を行うこと。
七　修学旅行、対外運動競技等への参加を制限すること。
八　机又は腰掛の調整、座席の変更及び学級の編制の適正を図ること。
九　その他発育、健康状態等に応じて適当な保健指導を行うこと。

２　前項の場合において、結核の有無の検査の結果に基づく措置については、当該健康診断に当たつた学校医その他の医師が別表第一に定める生活規正の面及び医療の面の区分を組み合わせて決定する指導区分に基づいて、とるものとする。

（臨時の健康診断）

第十条　法第十三条第二項の健康診断は、次に掲げるような場合で必要があるときに、必要な検査の項目について行うものとする。
一　感染症又は食中毒の発生したとき。
二　風水害等により感染症の発生のおそれのあるとき。
三　夏季における休業日の直前又は直後
四　結核、寄生虫病その他の疾病の有無について検査を行う必要のあるとき。
五　卒業のとき。

（事後措置）

第十六条　法第十五条第一項の健康診断に当たつた医師は、健康に異常があると認めた職員については、検査の結果を総合し、かつ、その職員の職務内容及び勤務の強度を考慮して、別表第二に定める生活規正の面及び医療の面の区分を組み合わせて指導区分を決定するものとする。

２　学校の設置者は、前項の規定により医師が行つた指導区分に基づき、次の基準により、法第十六条の措置をとらなければならない。
「A」　休暇又は休職等の方法で療養のため必要な期間勤務させないこと。
「B」　勤務場所又は職務の変更、休暇による勤務時間の短縮等の方法で勤務を軽減し、かつ、深夜勤務、超過勤務、休日勤務及び宿日直勤務をさせないこと。
「C」　超過勤務、休日勤務及び宿日直勤務をさせないか又はこれらの勤務を制限すること。
「D」　勤務に制限を加えないこと。
「１」　必要な医療を受けるよう指示すること。
「２」　必要な検査、予防接種等を受けるよう指示すること。
「３」　医療又は検査等の措置を必要としないこと。

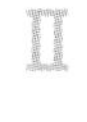
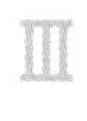
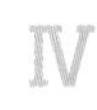

（感染症の種類）

第十八条　学校において予防すべき感染症の種類は、次のとおりとする。

一　第一種　エボラ出血熱、クリミア・コンゴ出血熱、痘そう、南米出血熱、ペスト、マールブルグ病、ラッサ熱、急性灰白髄炎、ジフテリア、重症急性呼吸器症候群（病原体がベータコロナウイルス属SARSコロナウイルスであるものに限る。）、中東呼吸器症候群（病原体がベータコロナウイルス属MERSコロナウイルスであるものに限る。）及び特定鳥インフルエンザ（感染症の予防及び感染症の患者に対する医療に関する法律（平成十年法律第百十四号）第六条第三項第六号に規定する特定鳥インフルエンザをいう。次号及び第十九条第二号イにおいて同じ。）

二　第二種　インフルエンザ（特定鳥インフルエンザを除く。）、百日咳、麻しん、流行性耳下腺炎、風しん、水痘、咽頭結膜熱、新型コロナウイルス感染症（病原体がベータコロナウイルス属のコロナウイルス（令和二年一月に、中華人民共和国から世界保健機関に対して、人に伝染する能力を有することが新たに報告されたものに限る。）であるものに限る。次条第二号チにおいて同じ。）、結核及び髄膜炎菌性髄膜炎

三　第三種　コレラ、細菌性赤痢、腸管出血性大腸菌感染症、腸チフス、パラチフス、流行性角結膜炎、急性出血性結膜炎その他の感染症

2　感染症の予防及び感染症の患者に対する医療に関する法律第六条第七項から第九項までに規定する新型インフルエンザ等感染症、指定感染症及び新感染症は、前項の規定にかかわらず、第一種の感染症とみなす。

（出席停止の期間の基準）

第十九条　令第六条第二項の出席停止の期間の基準は、前条の感染症の種類に従い、次のとおりとする。

一　第一種の感染症にかかつた者については、治癒するまで。

二　第二種の感染症（結核及び髄膜炎菌性髄膜炎を除く。）にかかつた者については、次の期間。ただし、病状により学校医その他の医師において感染のおそれがないと認めたときは、この限りでない。

イ　インフルエンザ（特定鳥インフルエンザ及び新型インフルエンザ等感染症を除く。）にあつては、発症した後五日を経過し、かつ、解熱した後二日（幼児にあつては、三日）を経過するまで。

ロ　百日咳にあつては、特有の咳が消失するまで又は五日間の適正な抗菌性物質製剤による治療が終了するまで。

ハ　麻しんにあつては、解熱した後三日を経過するまで。

ニ　流行性耳下腺炎にあつては、耳下腺、顎下腺又は舌下腺の腫脹が発現した後五日を経過し、かつ、全身状態が良好になるまで。

ホ　風しんにあつては、発しんが消失するまで。

ヘ　水痘にあつては、すべての発しんが痂皮化するまで。

ト　咽頭結膜熱にあつては、主要症状が消退した後二日を経過するまで。

チ　新型コロナウイルス感染症にあつては、発症した後五日を経過し、かつ、症状が軽快した後一日を経過するまで。

三　結核、髄膜炎菌性髄膜炎及び第三種の感染症にかかつた者については、病状により学校医その他の医師において感染のおそれがないと認めるまで。

四　第一種若しくは第二種の感染症患者のある家に居住する者又はこれらの感染症にかかつている疑いがある者については、予防処置の施行の状況その他の事情により学校医その他の医師において感染のおそれがないと認めるまで。

五　第一種又は第二種の感染症が発生した地域から通学する者については、その発生状況により必要と認めたとき、学校医の意見を聞いて適当と認める期間。

六　第一種又は第二種の感染症の流行地を旅行した者については、その状況により必要と認めたとき、学校医の意見を聞いて適当と認める期間。

（出席停止の報告事項）

第二十条　令第七条の規定による報告は、次の事項を記載した書面をもつてするものとする。

一　学校の名称

二　出席を停止させた理由及び期間

三　出席停止を指示した年月日

四　出席を停止させた児童生徒等の学年別人員数

五　その他参考となる事項

（感染症の予防に関する細目）

第二十一条　校長は、学校内において、感染症にかかつており、又はかかつている疑いがある児童生徒等を発見した場合において、必要と認めるときは、学校医に診断させ、法第十九条の規定による出席停止の指示をするほか、消毒その他適当な処置をするものとする。

2　校長は、学校内に、感染症の病毒に汚染し、又は汚染した疑いがある物件があるときは、消毒その他適当な処置をするものとする。

3　学校においては、その附近において、第一種又は第二種の感染症が発生したときは、その状況により適当な清潔方法を行うものとする。

学校において予防すべき感染症の解説作成協力者（平成25年3月）

石　川　広　己	社団法人日本医師会常任理事
宇　高　二　良	一般社団法人日本耳鼻咽喉科学会学校保健委員長
宇津見　義　一	公益社団法人日本眼科医会常任理事
釆　女　智津江	名古屋学芸大学教授
衞　藤　　　隆	社会福祉法人恩賜財団母子愛育会 日本子ども家庭総合研究所所長
岡　部　信　彦	川崎市衛生研究所所長
高　橋　慶　子	群馬県立赤城養護学校小児医療センター分校教頭
中　野　貴　司	川崎医科大学附属川崎病院小児科教授
日　野　治　子	関東中央病院特別顧問
雪　下　國　雄	公益財団法人日本学校保健会専務理事
和　田　紀　之	和田小児科医院院長
渡　辺　　　博	帝京大学医学部附属溝口病院小児科教授
梅　木　和　宣	厚生労働省健康局結核感染症課
丸　山　裕美子	厚生労働省雇用均等・児童家庭局保育課

なお、文部科学省においては、次の者が解説書の編集に当たった。

大　路　正　浩	文部科学省スポーツ・青少年局学校健康教育課長
丸　山　克　彦	文部科学省スポーツ・青少年局学校健康教育課課長補佐
岩　崎　信　子	文部科学省スポーツ・青少年局学校健康教育課健康教育調査官
知　念　希　和	文部科学省スポーツ・青少年局学校健康教育課学校保健対策専門官
工　藤　晃　義	文部科学省スポーツ・青少年局学校健康教育課保健指導係長
水　谷　友　俊	文部科学省スポーツ・青少年局学校健康教育課保健指導係員
阿　部　翔　子	文部科学省スポーツ・青少年局学校健康教育課保健指導係員

また、以下の資料等を参考とした。

「学校、幼稚園、保育所において予防すべき感染症の解説」

日本小児科学会　予防接種・感染対策委員会　2012 年 9 月改訂版

「2012 年改訂版　保育所における感染症対策ガイドライン」

厚生労働省

本書は、文部科学省補助金（健康教育振興事業費補助金）により、下記の公益財団法人日本学校保健会に設置した「学校において予防すべき感染症の解説改訂委員会」で作成したものである。

学校において予防すべき感染症の解説改訂委員会（平成30年3月）

委員長

岡田　賢司	公益社団法人日本小児科学会予防接種・感染症対策委員会委員長 福岡看護大学 基礎・基礎看護部門 基礎・専門基礎分野・教授 福岡歯科大学医科歯科総合病院・予防接種センター長

委員

浅野　明美	茨城県常陸太田市立世矢小学校養護教諭
内田　勝彦	大分県東部保健所所長
宇津見義一	神奈川県眼科医会副会長 宇津見眼科医院院長
大島　清史	一般社団法人日本耳鼻咽喉科学会学校保健委員会委員長
加藤　誠也	公益財団法人結核予防会結核研究所所長
川上　哲也	熊本市教育委員会事務局学校教育部健康教育課教育審議員
竹内志賀子	石川県白山市立光野中学校校長
多屋　馨子	国立感染症研究所感染症疫学センター第三室室長
道永　麻里	公益社団法人日本医師会常任理事
	（五十音順）

協力者

弓倉　　整	公益財団法人日本学校保健会専務理事
髙倉　俊二	厚生労働省健康局結核感染症課課長補佐
鎭目　健太	厚生労働省子ども家庭局保育課保育指導専門官
高辻　千恵	厚生労働省子ども家庭局保育課保育指導専門官

なお、本書の作成にあたり

北原加奈子	文部科学省初等中等教育局健康教育・食育課学校保健対策専門官
松﨑　美枝	文部科学省初等中等教育局健康教育・食育課健康教育調査官

のほか、下記の方々に、ご援助とご助言を頂きました。

三谷　卓也	文部科学省初等中等教育局健康教育・食育課長
大塚　和明	文部科学省初等中等教育局健康教育・食育課課長補佐

また、以下の資料等を参考とした。

「学校、幼稚園、保育所において予防すべき感染症の解説」
日本小児科学会　予防接種・感染症対策委員会　2017年5月改訂版

「2012年改訂版　保育所における感染症対策ガイドライン」　厚生労働省

「ウイルス性出血熱への行政対応の手引き第二版」　厚生労働省

本書は、健康教育振興事業費補助金により、下記の公益財団法人日本学校保健会に設置した「学校において予防すべき感染症の解説改訂委員会」で作成したものである。

学校において予防すべき感染症の解説改訂委員会（令和５年度）

（敬称略）

委員長

岡 田 賢 司	福岡看護大学基礎・基礎看護部門基礎・専門基礎分野教授 福岡歯科大学医科歯科総合病院・予防接種センター長

（五十音順）

委員

内 田 勝 彦	大分県東部保健所所長
加 藤 誠 也	公益財団法人結核予防会結核研究所所長
田 中 理 恵	川崎市立犬蔵中学校校長
藤 髙 ち よ	熊本市教育委員会事務局学校教育部健康教育課教育審議員
丸 山 美 貴	新潟県立新井高等学校養護教諭
森 野 紗衣子	国立感染症研究所感染症疫学センター主任研究官
渡 辺 弘 司	公益社団法人日本医師会常任理事

なお、本書の作成にあたり

堤 俊太郎	文部科学省初等中等教育局健康教育・食育課学校保健対策専門官
松 﨑 美 枝	文部科学省初等中等教育局健康教育・食育課健康教育調査官

のほか、下記の方々に、ご援助とご助言を頂きました。

厚生労働省健康・生活衛生局感染症対策部感染症対策課

厚生労働省健康・生活衛生局感染症対策部予防接種課

学校において予防すべき感染症の解説〈令和５年度改訂〉

2024年３月22日　初版発行
2024年５月15日　第２刷発行

発行所　公益財団法人日本学校保健会
〒105-0001
東京都港区虎ノ門２丁目３番17号　虎ノ門２丁目タワー６階
TEL（03）3501-0968（代表）
TEL（03）3501-2000（図書販売専用）　FAX（03）3592-3898
https://www.hokenkai.or.jp/

発売所　丸善出版株式会社
〒101-0051
東京都千代田区神田神保町２－17　神田神保町ビル６階
電話（03）3512-3256
https://www.maruzen-publishing.co.jp/

印刷・製本／勝美印刷株式会社

ISBN978-4-903076-28-7 C3047